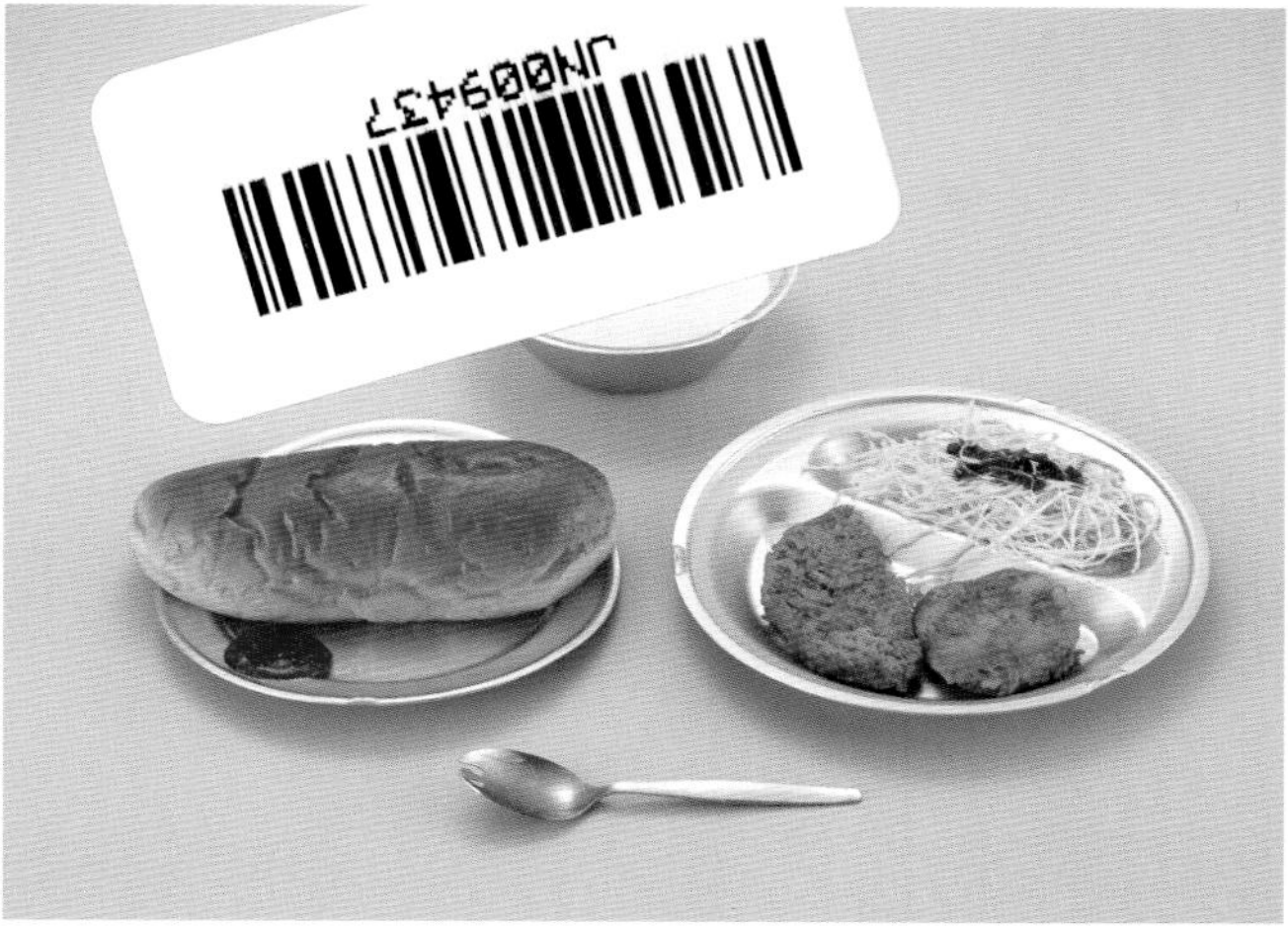

昭和27（1952）年の献立例。コッペパン、ミルク（脱脂粉乳）、くじら肉の竜田揚げ、せんキャベツ、ジャム。食器はアルマイト製。

画像提供：（独）日本スポーツ振興センター

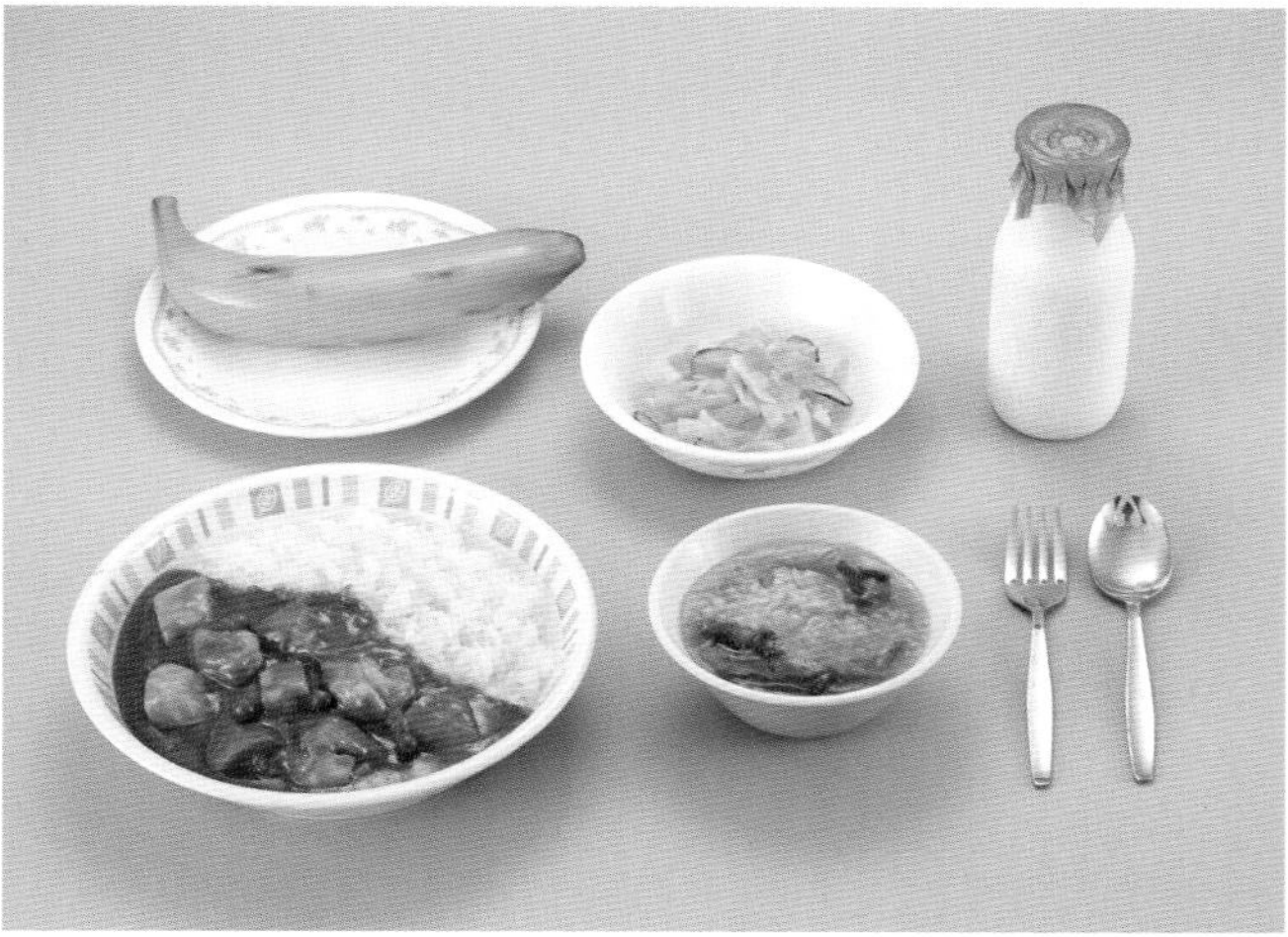

昭和52（1977）年の献立例。カレーライス、牛乳、塩もみ、果物（バナナ）、スープ。

画像提供：（独）日本スポーツ振興センター

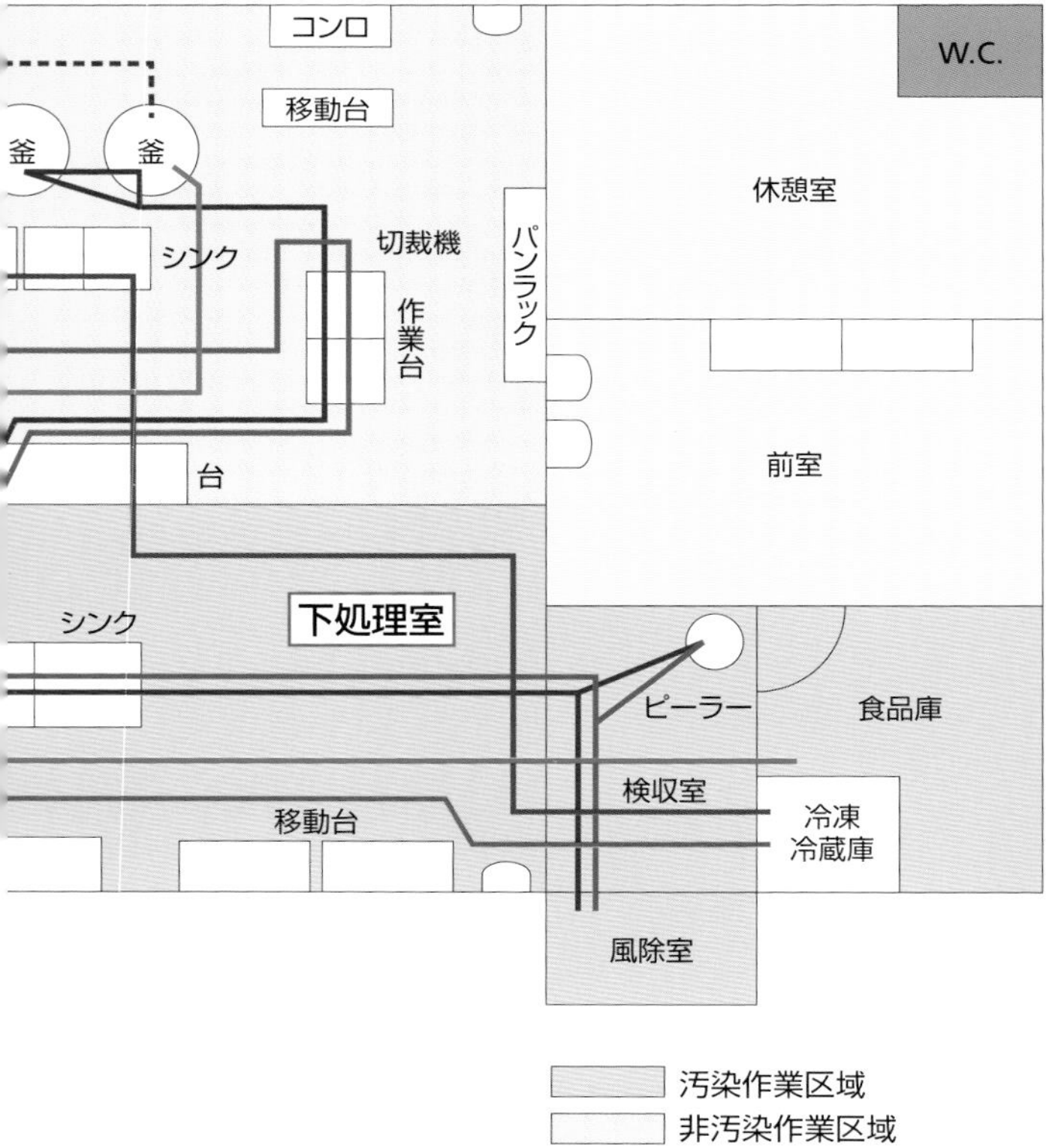

出典:「学校給食調理従事者研修マニュアル」
文部科学省スポーツ・青少年局学校健康教育課(平成24年3月)

給食室内の作業動線図

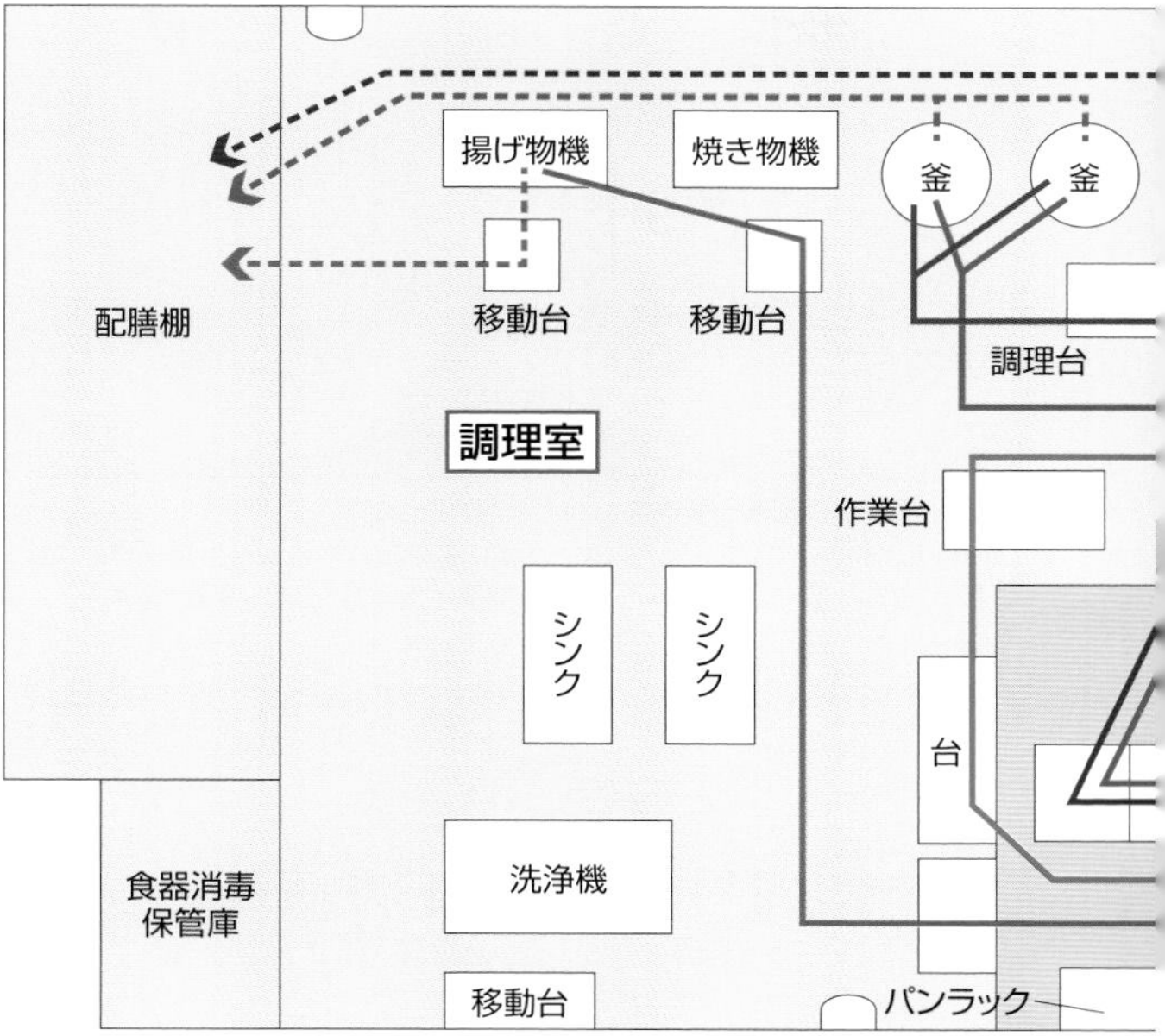

●献立名

つみれ汁	つみれ・油揚げ 大根・人参・ごぼう・根深ねぎ・里芋
ごま和え	ほうれん草・キャベツ ホールコーン缶
鶏肉の唐揚げ	鶏肉

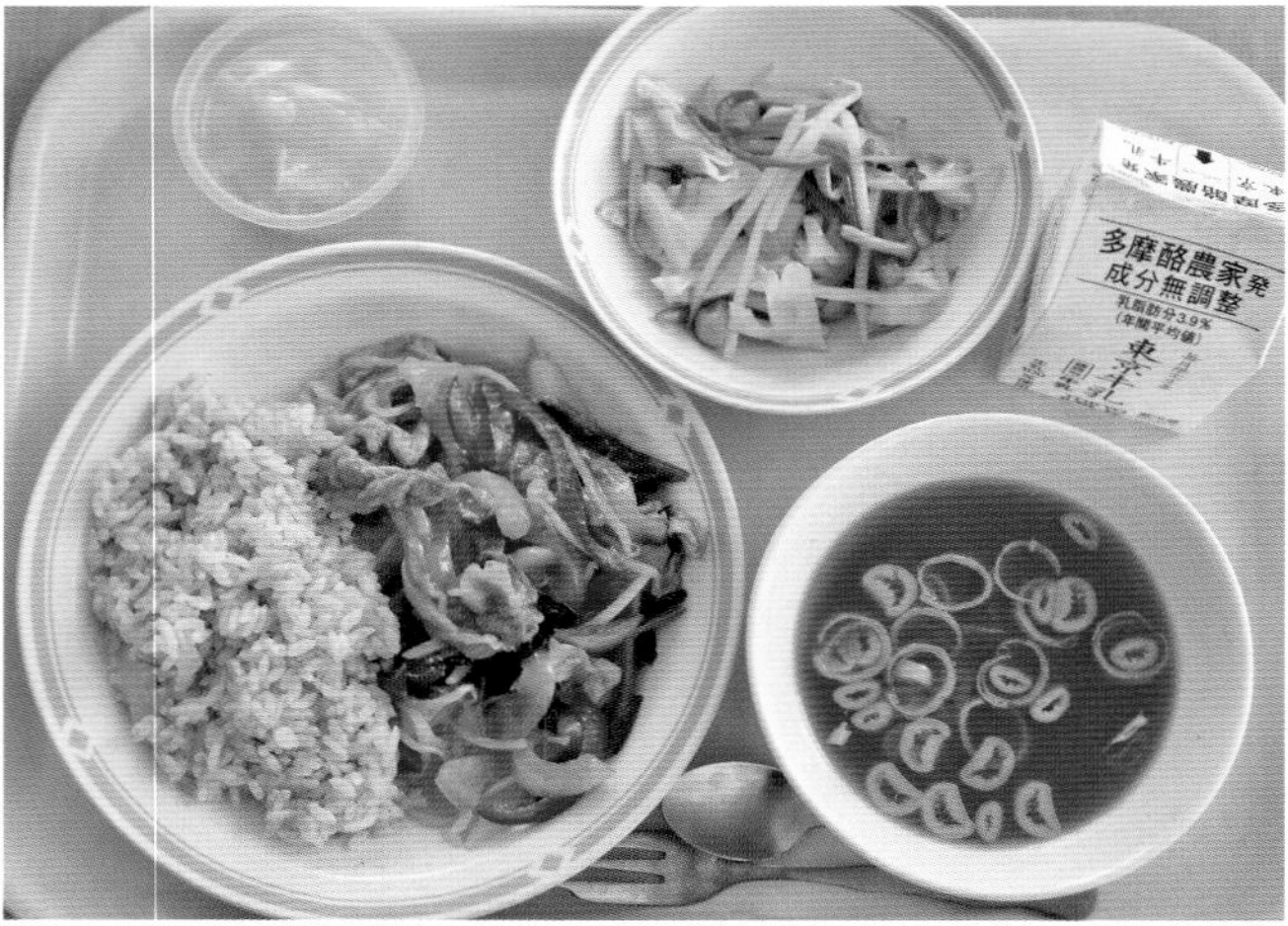

筆者立案の平成27（2015）年の献立。
エクアドルのセコ・デ・チャンチョ（肉と野菜の煮込み）、牛乳、トマトスープ、
スパイス野菜ソテー、トロピカルゼリー。食器は強化磁器製。　撮影：筆者

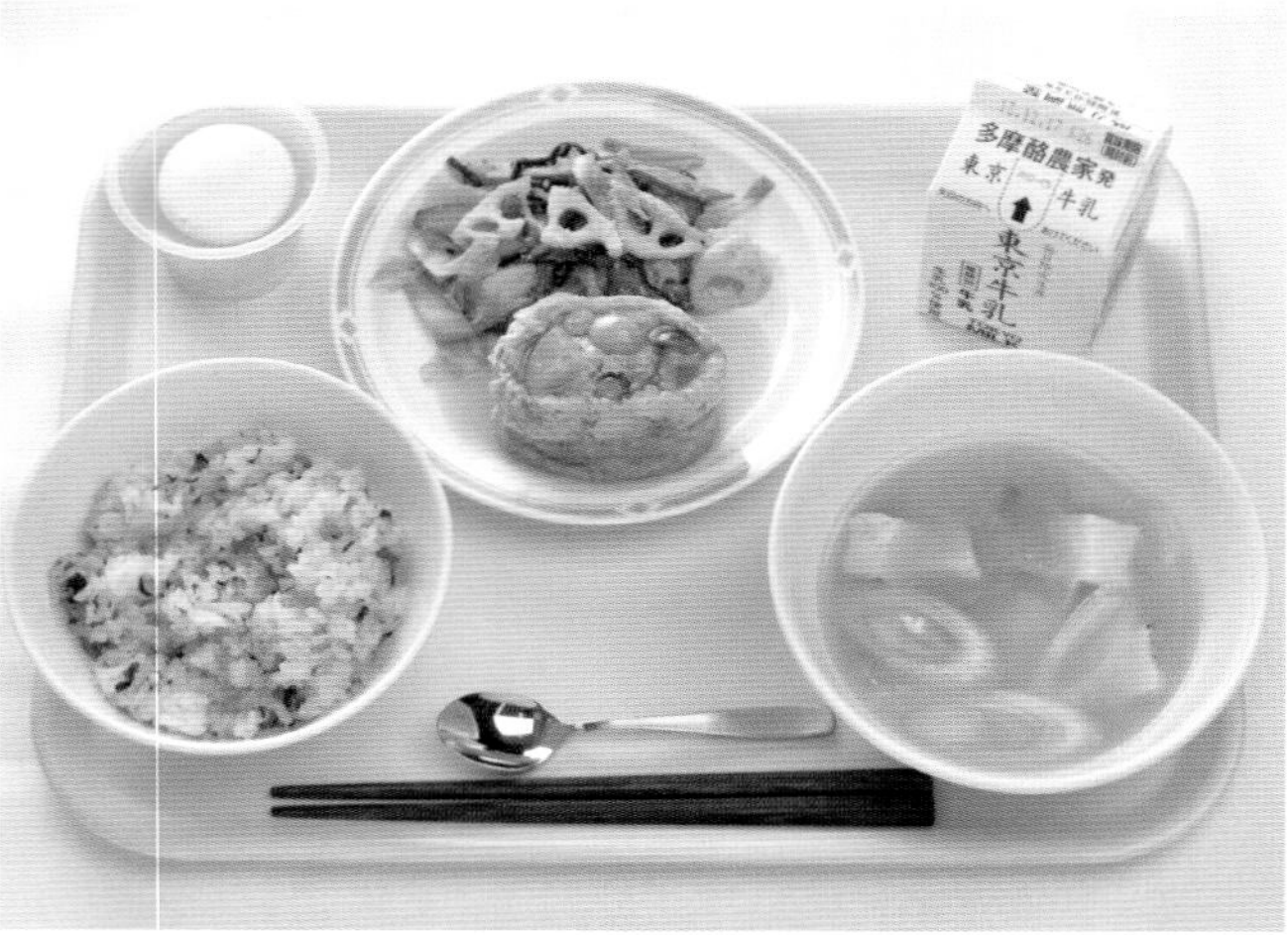

筆者が第8回全国学校給食甲子園で優勝した際の献立。のらぼうめし、牛乳、
江戸前つくねの宝袋、伝統つくだにあえ、すり流し小鍋仕立て汁、
はちみつにんじんゼリー。　画像：全国学校給食甲子園HPより転載

給食の謎

日本人の食生活の礎を探る

松丸 奨

GS 幻冬舎新書

713

はじめに

給食というのは、誰もがひとこと語りたくなるテーマです。

「ソフト麺を袋の外側から指で板チョコみたいに4等分して、それをひとつずつ汁に入れるのがうちの学校のマナーだった」

「牛乳瓶のフタがはがせなくて苦労した。えっ、君の地元ではパック入りの牛乳だったの？」

「孫の給食献立表に、ナントカって国の、初めて聞いた料理が書いてあって驚いた」

試しに話題を振ってみれば、こんな声がすぐに集まります。日本の給食は明治のなかばに始まり、戦時中の中断を経て、昭和20年代後半には全国の小学校で実施されるようになりました。戦後生まれ以降の世代は、日本で小学校に通った人であれば給食を食べた経験があるというわけです。

誰でも自分の経験を語ることができて、しかも地域差・世代差が存在するという点が、給食の話題が盛り上がる所以《ゆえん》なのでしょう。

ところが、給食についての正しい情報をお持ちの方は意外なほど少ないのが実情です。

なぜ給食の飲み物は主食がごはんの時でも必ず牛乳なのか？

児童生徒が今日食べる給食の献立は、どれぐらい前に決定しているのか？

たびたびニュースを賑わす「給食費未納問題」や「給食費無償化」は現在、どのような状況にあるのか？

こうした問いにすらすら答えられる方は決して多くありません。

私は東京都文京区の小学校に勤務して15年になる学校栄養士です。圧倒的に女性が多い栄養士の世界では、男性というだけで珍しがられるのですが、さらに私を知る人々が驚くのが（内心引いているのが）、給食にかける異常なまでの情熱です。

給食のラーメンを有名店と遜色ないレベルにするという無謀な目標を掲げて、毎晩店に通って研究したり、給食で使う業務用大型機械を大枚はたいて自宅に設置したり、農家さんの手伝いに半年通いつめて、貴重な野菜を給食用に卸してもらう契約をとりつけたり。

そのうち〝給食バカ〟などと呼ばれるようになりました。

　そして平成25（２０１３）年、「全国学校給食甲子園」という献立コンテストで男性栄養士として初優勝を果たしたことをきっかけに、メディアや講演会で給食の話をする機会が増えました。すると、給食の話題には誰もが関心を寄せるのに、給食システムの背景や内幕を知る人は、現場の従事者を除くと極端に少ないことに気づいたのです。

　給食のことは小学生や中学生の子どもを持つ親御さんだけが知っていればよい、というわけではありません。世界情勢の悪化による物価高が給食の予算を直撃し、ＳＮＳを騒がせるほど寂しい献立にならざるを得なかったり、あるいはコロナ禍で「黙食」「前向き給食」「おかわり禁止」が子どもたちに強いられたりと、社会の抱える問題によって給食が脅かされることはままあります。

　給食は、その国の大人が子どもたちをどれくらい大切にしているのか、ということの映し鏡であると言えるのです。

　本書では、自他ともに認める給食マニアの私が、皆様にぜひ知っていただきたい給食を取り巻く状況について、さまざまな角度から解説していきます。

第1章では、給食室で毎日どんな流れで給食が作られているのか、ある1日の様子をご紹介します。現代の給食室は教職員でも立ち入り禁止、校内でもっとも秘密の場所です。

続く第2章では、学校栄養士がどのようなことを考えながら献立を立案しているのかをご紹介します。月ごとの献立表が配られるのをみんなが楽しみにしていますが、その陰で栄養士は想像を絶する複雑な規定をどうにかこうにかクリアして作成しています。

第3章では、現在へと連なる給食の歴史をいくつかのターニングポイントを軸に解説していきます。給食は日本の戦後復興と軌を一にするように、幾多の問題を乗り越えつつ制度としてだんだんと整えられていきました。

そして第4章では、給食を規定するさまざまな法律や基準についてご紹介します。給食の謎ルールはだいたいここが発端です。非合理的だったり不思議に思えたりするローカルルールの背景には、興味深い理由が隠れているものです。

第5章では給食費の地域差や、予算管理の難しさ、発注ミスの恐怖など、普段なかなか語られることのないお金にまつわる本音をご紹介します。

最後の第6章では、栄養士が子どもたちに必要な栄養素を摂取してもらうために、食べ残しを防ぐどのような工夫をしているのか、そのテクニックを披露します。

給食は未来を担う子どもたちの、食の原体験となるものです。できるだけ好き嫌いをなくして、これからの長い人生における食の楽しみが増えるように、大げさに言えば日本人の食生活が豊かであり続けることを目指して、私たち給食従事者は今日も働いています。

給食にまつわる硬軟織り交ぜたトリビアを網羅した本書で、ぜひ皆様に給食の世界を深く知っていただき、この制度がさらによいものになるよう、議論のきっかけになれば幸甚です。

給食の謎／目次

第2章 献立作りの舞台裏

編集協力　山守麻衣
図版・DTP　美創

第1章　ある日の給食室

給食室には校長でも入れない

みなさんは給食室に入ったことがありますか？

この質問には若い人ほど「入ったことがない」と答えることでしょう。現在の給食室は「関係者以外は立ち入り禁止」なのです。

昔は、火を使っていて危ないのでむやみに立ち入らないこと、という原則はあったものの、それでも昭和の時代に小・中学生だった方のなかには給食室を見学したり、栄養士のところへ話を聞きに行ったりした覚えのある方もいらっしゃるはずです。

今では衛生管理の観点から、検便をしていない人は児童はもちろん教職員も、校長ですら給食室に入ることはできません。

学校給食従事者には、毎日の健康調査とともに、月２回以上の検便が義務付けられています。海外旅行に出かけた際は保菌の可能性が高まるので、旅行後の検便までルール化されている自治体もあります。これが食中毒発生時の原因究明に役立ちます。検便によって発生原因を迅速に特定しやすくなり、二次感染を未然に防ぐことにつながるのです。

逆に言えば、検便をしていない人が給食室に出入りすると食中毒発生時の原因究明が困難になるため、立ち入りが禁じられているというわけです。

また、最近の給食室の窓はすりガラスになっていて、窓の外からなかの様子を窺い知ることはできません。透明ガラスの給食室は施設改修の際、順次すりガラスに変更しています。食材に直射日光が当たるのを避ける目的です。

夏の暑い日や、調理中に空気を入れ換えたい時でも、給食室の窓やドアを開放することはありません。網戸があったとしても小さな虫やゴミやホコリがすり抜けてきてしまうからです。換気は換気扇のみで行ないます。

立ち入り禁止でドアも窓も閉めきられ、窓からも覗けない。現代の子どもたちにとって給食室は秘密の場所です。そして、学校内でもっとも清潔な場所になっているのです。

学校給食の4つの主要方式

この章では、秘密のヴェールに包まれた給食室で、栄養士[*1]と調理員がどんな仕事をしているのか、1日の流れに沿ってご紹介していきます。本書を手に取ってくださった方はきっと給食を食べた経験をお持ちだと思いますが、給食室で具体的に何がどのように行なわれているかをご存じの方は、決して多くはないはずです。

今回本書でご紹介するのは、学校の給食室で給食を作る「自校方式」という方式です。学校給食の方式はおもに「自校方式」「センター方式」「親子方式」「デリバリー方式」の４種類があります。

〈自校方式〉
学校内に給食室があり、そこで作ったものを教室へ運んで食べる方式です。児童生徒数５５０人以上の学校には栄養教諭等（栄養士のこと）１人配置、５５０人未満の場合には４校に１人の配置と定められていますが、実際は小規模校であっても１人は栄養士がいるケースが多いです。

メリットはでき立てを提供できることです。温かいものは温かく、冷たいものは冷たい状態で提供ができます。そして学校に栄養士や調理員がいるので、児童生徒にとって〝顔の見える食育〟ができます。お昼近くの時間帯になれば校内にいい香りが漂い、今まさに給食を作ってくれている人がいるのだと感じることができるのです。

デメリットとしては大型調理機器の新規購入費や老朽化した施設の修理費、人件費など、多額の費用がかかることです。

〈センター方式〉

「給食センター」や「共同調理場」と呼ばれる給食調理施設で、１０００～３万食ほどを一気に作り、トラックで各学校へ配送する方式です。

提供する児童生徒数が１５００人以下の場合は栄養教諭等１人配置、１５０１～６０００人で２人配置、６００１人以上で３人の配置が定められています。

メリットは予算の削減が期待できる点です。給食室の改修工事を１校１校対応するのは自治体にとって大きな負担ですが、それを１か所に集約すれば負担を軽減できます。栄養士や調理員の数も、従来の割合から半数以下にできるので、人件費の大幅な削減が可能です。また、大量調理のため作業効率がよいこと、衛生管理の面で学校ごとにマニュアルを徹底させるよりリスクが減らせるということもあります。

デメリットはおかずが冷めやすい点です。また、手の込んだ献立が作れないことが挙げられます。たとえばパンに１枚１枚何かを塗ったりすることは難しいので、センター方式ではジャムを各自に配布するといった方法をとることになります。

〈親子方式〉

隣同士の小中学校で採用されている方式で、どちらかひとつの給食室で2校ぶんの給食を作ります。栄養教諭等の配置について明確な基準はありませんが、1人で行なうケースが多いです。

メリットは自校方式と同じです。加えて、小学校を卒業すると隣の中学校に進学する子どもが多いので、中学校給食への移行がスムーズに行なえることが挙げられます。ふつうは中学校に行くと、給食室の設備の違いや栄養士の違いで給食内容が多少なりとも変わるので、慣れるのに時間がかかる子どももいます。その点、親子方式は安心です。

デメリットは、実施できる学校が限られているところです。隣同士であることはもちろんのこと、配送するための安全なルートが確保できていることが条件です。たとえば、雨の影響を受けない屋根のある道で、かつワゴンが転倒しないように段差のない道がなければ実施できません。


〈デリバリー方式〉

民間のお弁当工場で作られた「給食弁当」を配送する方式です。自治体の役所所属の管理栄養士が献立を作成し、調理と弁当詰めを民間工場に委託します。

メリットは4つの方式のなかで予算がもっともかからないことです。大規模な給食センター施設を作らなくても、既存の弁当工場・食品工場と契約をすればよいので、予算を大幅に削減できます。また、使い捨ての容器や、回収して再利用できるランチボックスを配送するので配膳の必要がなく、給食時間の短縮も図れます。ほかの方式からの移行にも手間取りません。

デメリットは、食中毒が発生した場合、ほかの方式に比べて食数が多いため被害が甚大になることです。衛生管理基準にのっとって調理する決まりがありますが、弁当箱に何万食も詰めるとなると、かなり前もっての作業が必要です。ヒューマンエラーとして規定より早くに弁当作りを開始するなど、衛生管理を誤ると、食中毒のリスクが高まるのです。

また、早く作る必要があるぶん、色が悪くなったり、酸化したりするなど見た目や味が劣化するリスクが高いことも挙げられます。子どもたちが食べるものなので、コンビニ弁当とは違って保存料などの食品添加物が使用できません。そのため色や味の劣化が避けられないので「給食＝美味しくない、嫌い」というイメージが定着してしまうリスクもあります。

実際、子どもたちからの不評の声や、保護者からの反発などが見られ、人気情報番組でもデリバリー方式の内容が不名誉な形で取り上げられてしまったことがあります。

こうした声を受けて、現在は少しでも美味しく食べてもらえるように、保温性の高いランチボックスを使用するといった工夫が広まっています。さらにごはん、汁物、煮物などは温かいまま食べられるようにバット（給食を入れる大型の平たい容器）や食缶を併用する自治体が増え、カレー、シチュー、麻婆豆腐なども提供が可能になりました。食缶とは聞き慣れない言葉かもしれませんが、調理済みの料理を保温しながら運ぶ、あのバケツ型の容器のことです。

センター方式と遜色ない給食に近づいていて、児童生徒からの評判も徐々に良くなってきています。

自校方式の学校は半数以下

近年は給食室の老朽化に伴い、自校方式からセンター方式に切り替える自治体が増えてきています。文部科学省の発表した「令和3年度学校給食実施状況等調査」によれば、自校方式以外の方式を採用している小学校が53・6％、中学校では76・2％です。自校方式の割合は今後も減っていくことになりそうです。

ただ、多くの保護者は自校方式を求めています。子どもたちに温かい給食を食べてほしいというのがその理由です。センター方式でもごはんや汁物・カレーのルウなどは保温食缶を使用しているので温かいまま提供可能ですが、おかずはどうしても冷めてしまいます。

自治体の長の選挙では「センター方式やデリバリー方式をやめて、自校方式給食にします！」などと公約を出している人を見かけます。

しかし、新たに自校方式での給食室配備をするには、自治体での入念な計画が必要です。長期的な運営のためには、毎年度かなりの額を予算計上していかなくてはなりません。そのため、公約が実行されずに問題になることもあります。

一方でセンター方式の導入にも課題はあり、広い土地の確保が必須条件です。何千食もの調理に対応できる広い調理施設、配送のためのトラック数台が安全に出入りできるスペース。このどちらも確保が必要です。自校方式もセンター方式も条件的に難しい地域では、デリバリー方式が採用されています。

「地方だと児童生徒数が少なくて作る量もさほどではないから、自校方式が多いだろう」

「狭い東京は校内に給食室を作れないからセンター方式が多そうだ」

そのように思われるかもしれませんが、実はどちらも違います。

むしろ学校数も子どもの人数も少ない地方だからこそ、経費を抑えられるセンター方式が採用され、まとめて作った給食が効率よく配送されています。給食センター用の広い土地が見つかりやすいのも、地方でのセンター化が進んだ背景のひとつです。

逆に都会は、学校が密集していてセンター方式が向いているようにも思えますが、給食センターを作れる広い土地がなかなかないのです。

それに、学校数が多すぎるため、センターの数も多く必要になります。同じ地域の学校で自校方式とセンター方式が混在することは、公平の点から望ましくありません。「隣の学校は自校方式なのに！」という不満が噴出することは目に見えています。地域の学校すべてをセンター方式に切り替えることを考えると、給食センターがいくつも必要ということになってしまうのです。

配送の際に交通渋滞に巻き込まれるといった懸念事項も多いため、都会は自校方式採用率が多いのが現状です。東京都の小・中学校及び義務教育学校では現在、自校方式が75％、それ以外の方式が25％となっています。[*2]

5時半：出勤——衛生管理チェック

前置きが長くなりました。いよいよ、自校方式の場合の給食室について、1日の流れをご紹介します。

私は後述する事情で朝5時半に出勤しているのですが、ふつう、栄養士の出勤時間は7時半〜8時半です。調理員の出勤時間は荷受け担当だと6時前後、それ以外の人はその日の仕事内容によって7〜8時に出勤します。栄養士と調理員は、出勤したら「個人点検記録票」の22項目（私の勤務する文京区の場合）に及ぶ衛生管理チェックを自己確認して、レ点を記入していきます。

×印が付きがちなのが「手指・顔面に傷はない」の項目です。調理員は野菜を大量に切るので指先をケガしがちですし、やけども日常茶飯事です。何度も徹底的に手洗いをするので手荒れで出血してしまうこともよくあります。

集団食中毒の原因のひとつが、学校給食従事者が菌を保有している状態で調理作業を行ない、多くの子どもたちに感染させてしまうことです。ノロウイルスや黄色ブドウ球菌の感染を防ぐには、体調チェックはもちろん、手指の小さな傷まで確認することが重要です。

手指に傷がある場合は、ニトリル手袋という密着タイプの手袋を着用し、食品に直接触れる調理作業には従事しないことになっています。

始発出勤で得られた、業者からのナマの情報

限られた予算のなかで、最高に美味しい給食を作るためには、安くて美味しい食材を手に入れることが重要です。そのため、栄養士にとって価格動向のチェックは欠かせません。とくに野菜は値段が変動しやすいので、値上がり・値下がりの情報をいち早く正確に先読みしたいところです。

そんな時、頼もしい味方になってくれるのが納品業者の八百屋さんです。できればちょくちょく電話をして最新情報を聞きたいのですが、それではご迷惑になるのは明白です。そこで単純なことが閃《ひらめ》きました。

「早起きして八百屋さんを待ち伏せしよう！」

八百屋さんたち納品業者は毎朝6時頃に納品に来るので、ふつう、荷受け担当の調理員が受け取ってくれます。私たち栄養士が学校に着く頃には業者の方はとっくに帰ってしまっているのです。

6時の納品に間に合わせるには5時半には学校に着いて準備をしなくてはいけません。

衛生管理チェック項目の例

健康状態・手洗い	□ 下痢をしていない
	□ 発熱・腹痛・嘔吐をしていない
	□ 本人や家族に感染症又はその疑いはない
	□ 感染症又はその疑いがあるときは、医療機関を受診している
	□ 手指・顔面に傷はない
	□ 手指に化膿性疾患はない
	□ 顔面に化膿性疾患はない
	□ 石けん液やアルコールで手指をきちんと洗浄し消毒した
	□ 手洗いは作業開始前に行なっている
	□ 手洗いは作業区分ごとに行なっている
	□ 用便後の手洗いはトイレ、調理室で確実に励行している
服装	□ 三角巾・帽子は清潔なものを着用している
	□ 髪は三角巾・帽子からはみ出していない
	□ 清潔なマスクを着用している
	□ 配缶時や生もの取扱い時、マスクを着用している
	□ 白衣は清潔なものを着用している
	□ 前掛けは清潔なものを着用している
	□ 適切な服装をしている（イヤリング・ネックレス・時計・指輪ははずす）
	□ ズボンは清潔なものを着用し、すそは床についていない
	□ 爪は短く切っている
	□ 履物は清潔である
	□ 靴は作業区域ごとに履き替えている

それには４時半の始発に乗らなくてはならず、３時半には起きる必要があります。

こうして私は始発で学校に向かう生活を始めました。「眠くないですか」とよく聞かれますが、もちろん眠いです。目覚ましが鳴った時は最悪の気分です。

しかし、朝早く起きるだけで、三文の徳どころか、たくさんのいいことがありました。

「松丸先生おはよう！　そういえば葉物野菜が値上がりしてきたよ」

八百屋さんは朝イチで価格の動向を教えてくれます。こちらも、昨日のサラダを子どもたちが喜んで食べていたことを伝えます。子どもたちと業者の方をつなぐ橋渡しができるようになりました。

調理員の方々も「栄養士が早く来ているのだから、自分たちも頑張ろう」という気になってくれたようです。美味しい給食作りの土台になるのは、やはり人間関係です。早く来れば、調理員の方々も朝からじっくり出汁を取り始めることができて、美味しい給食を作ることができて、早く帰ることも可能です。

朝の静かな時間は献立作成や、今日の予定を再確認するにも最適です。ただの早起きが、子どもたちが喜んで食べてくれる給食につながっていくことを実感しています。

6時：食材の検収――冷蔵・冷凍品は調味料まで当日使い切る

八百屋さん以外にも、納品業者は続々とやってきます。給食では生鮮食品については「当日調理・当日使い切り」が基本なので、冷蔵庫と冷凍庫は毎日カラになります。調味料も、開封後に冷蔵保存しなければならないマヨネーズやケチャップは毎日使い切るのです。

厚生労働省の「大量調理施設衛生管理マニュアル」にもそのルールが明記されています。

> 原材料の納入に際しては、缶詰、乾物、調味料等常温保存可能なものを除き、食肉類、魚介類、野菜類等の生鮮食品については1回で使い切る量を調理当日に仕入れるようにすること。
>
> 「大量調理施設衛生管理マニュアル」厚生労働省（平成29年6月16日改正）

納品は検収室で行なわれます。納品の際に「検収」という作業を行なうのです。検収とは検品と同じことで、納品されたものを一品一品チェックしながら受け取っていきます。表面温度計という、ボタンを押せば表面温度が計測できる機器を使い、食材の温度を計測していきます。平成21（2009）年施行の「学校給食衛生管理基準」で厳格に決められた基準があり、基準以下の温度で納品されなければいけません。

次ページの表では「保存温度」と書かれていますが、納品時の瞬間もこの温度である必要があります。納品業者は冬でも暖房をつけずに配達したり、冷蔵車や冷凍車を使用したりして、温度に常に留意しながら納品を行なっています。

温度のほかに、検収の際にはこのようなところをチェックします。

・野菜など生鮮品……くたびれておらずツヤがあって鮮度がよいか
・魚……臭みがないか、変色していないか
・肉……色がくすんでいないか
・冷凍食品……霜や、再凍結された形跡はないか、異臭はないか、包装品は破れていないか
・缶詰や調味料など未開封のもの……ロット番号の統一を確認。統一されていない場合は品質を確認し、ロット番号ごとに一部を採取して念のため保存。賞味期限が切れているものは当然返品

学校給食用食品の原材料、製品等の保存基準

食品名		保存温度
牛乳		10℃以下
固形油脂		10℃以下
種実類		15℃以下
豆腐		冷蔵
魚介類	鮮魚介	5℃以下
	魚肉ソーセージ、魚肉ハム及び特殊包装かまぼこ	10℃以下
	冷凍魚肉ねり製品	−15℃以下
食肉類	食肉	10℃以下
	冷凍食肉（細切した食肉を凍結させたもので容器包装に入れたもの）	−15℃以下
	食肉製品	10℃以下
	冷凍食肉製品	−15℃以下
卵類	殻付卵	10℃以下
	液卵	8℃以下
	凍結卵	−15℃以下
乳製品類	バター	10℃以下
	チーズ	15℃以下
	クリーム	10℃以下
生鮮果実・野菜類		10℃前後
冷凍食品		−15℃以下

出典：「学校給食衛生管理基準」（平成21年文部科学省告示第64号）

・全体的に……異物が混入していないか
・伝票……原産地など産地情報の記載はあるか

缶詰の場合、少しの凹みがあるだけでも返品します。給食用の検収作業は非常に厳しいものなのです。業者もそれをわかっているので、返品にならないものを納品するように心がけてくれています。

また、あまり知られていないことですが、給食室では肉と魚を包丁で切ることはめったにありません。指定したサイズにカットされた肉・魚が納品されます。食中毒防止のためには肉・魚を切ったまな板や包丁と、野菜や果物を切ったまな板や包丁を混同させないことが大切ですが、そもそも肉・魚にまな板と包丁を使用しないことで、さらにリスクが下がるのです。

納入された食品は、温度や状態を記録して「保存食」を作ります。納入されたすべての食材を50グラム採取し、冷凍庫でマイナス20℃以下で2週間以上保存することが「学校給食衛生管理基準」の決まりです。缶詰や調味料はロット番号ごとに採取して保存するという厳密さです。肉や魚の場合は、業者のほうで保存食用に50グラムをビニール袋に入れて用意してくれています。調理後の完成品も一品一品、50グラムを冷凍保存しています。

飲食店をはるかにしのぐ、給食室の厳密な区分け

給食室は作業ごとに部屋が細かく分けられていて、自校方式の場合はおおよそこのような区分けです。

検収室……納品業者から食材を受け取る
下処理室……野菜の洗浄、肉・魚の下味や衣付けなど。食品保管庫が併設される場合が多い
調理室……包丁を使った切りもの、揚げるなどの調理、食缶・バットへの配膳
配膳室……調理済みの給食が入った食缶やバットを、クラス運搬用ワゴンにセット
洗浄室……使用済み食器を洗浄
前室……各部屋用の靴やエプロンが置いてある。手洗いも行なえる
（それぞれの部屋は自動ドアで区切られ、出入り口に手洗い消毒設備が設置されている）

家庭のキッチンはおろか、飲食店の厨房でも、ここまで細かく厳密に分かれてはいないでしょう。大まかなエリア分けがされていることはあっても、各部屋が壁で覆われて独立しているスタイルは珍しいはずです。

実際、飲食店での調理経験者が給食調理に携わると、あまりの面倒さに参ってしまった、という話はよく聞きます。このような厳密さはすべて、子どもたちの安全への配慮ゆえです。

検収室では、外部からの汚染を下処理室や食品保管庫、調理室に持ち込まないように、搬送用容器を外します。じゃがいもや里芋の皮をむく「球根皮むき機」も検収室に設置されていて、この部屋で皮をむきます。球根皮むき機から取り出した食材は、下処理室で3回洗浄することになっています。

「ダンボールは衛生的ではない」との理由から、下処理室には持ち込み不可ということが「学校給食衛生管理基準」で定められています。業者の方に検収室で食材をザルに移し替えてもらいます。

調理の設計図となる「作業工程表」

検収以降の作業手順は、事前に作成された「作業工程表」に従って進めます。

作業工程表とは「いつ」「どこで」「誰が」「何をするか」「何に気を付けて作業するか」を具体的に記入した、調理の設計図のようなものです。保健所の抜き打ち検査などではこの表が入念に確認されます。万が一、食中毒事件が発生した場合にもさかのぼって確認される重要な資料です。

「学校給食衛生管理基準」などに沿って作られた「学校給食における食中毒防止Q＆A」には、作業工程表作成のポイントが次のように書かれています。

> 調理室における作業は、担当者の作業内容を時間を追って示す必要があり、しかも汚染している可能性の高い食品（肉、魚、卵など）を扱う作業と汚染させたくない食品を扱う作業（非加熱調理用食品や和え物など）を明確に区別して、掛け持ち作業を行わないようにしなければなりません。
>
> 「学校給食における食中毒防止Q＆A」（独）日本スポーツ振興センター

ある食品に付着していた細菌やウイルスが、人の手や調理器具などを介して、ほかの食品にうつってしまうことを二次汚染といいます。これを防ぐためには、調理員が汚染の可能性の高い作業と、そうでない作業を、掛け持ちしないことが重要なのです。そのため、作業工程表を毎日作成して、全調理員の当日の動きがわかるようにしています。

給食とは大量調理であり、ひとりで作れるものではありません。すなわち複数人が関わり、汚染作業と非汚染作業が発生するので、衛生面のリスクが高まるのは必然なのです。それでも持ち場を極力固定すれば、安全を確保することができます。

栄養士の作成した献立表と調理指示書から、チーフ調理員が1日ぶんの作業工程表を30分ほどで書き起こしてくれます。次ページの表を見ていただくと、「これを作るのはさぞかし手間だろう」と思われるでしょうが、毎日の作業ですから調理員は手慣れたものです。

調理員が書いた作業工程表は栄養士が確認します。衛生面はもちろんのこと、美味しく調理ができるようになっているか、調理時間は適切か、などをチェックします。

献立によっては調理にあまり時間がかからない日もあります。だからといって、朝イチで作ってしまい、給食の時間まで長く置いておくのは美味しさの面はもちろん、食中毒防止の観点からも禁止されています。

できたてを配膳できるように時間を綿密に逆算し、温かいものは温かく、冷たいものは

作業工程表

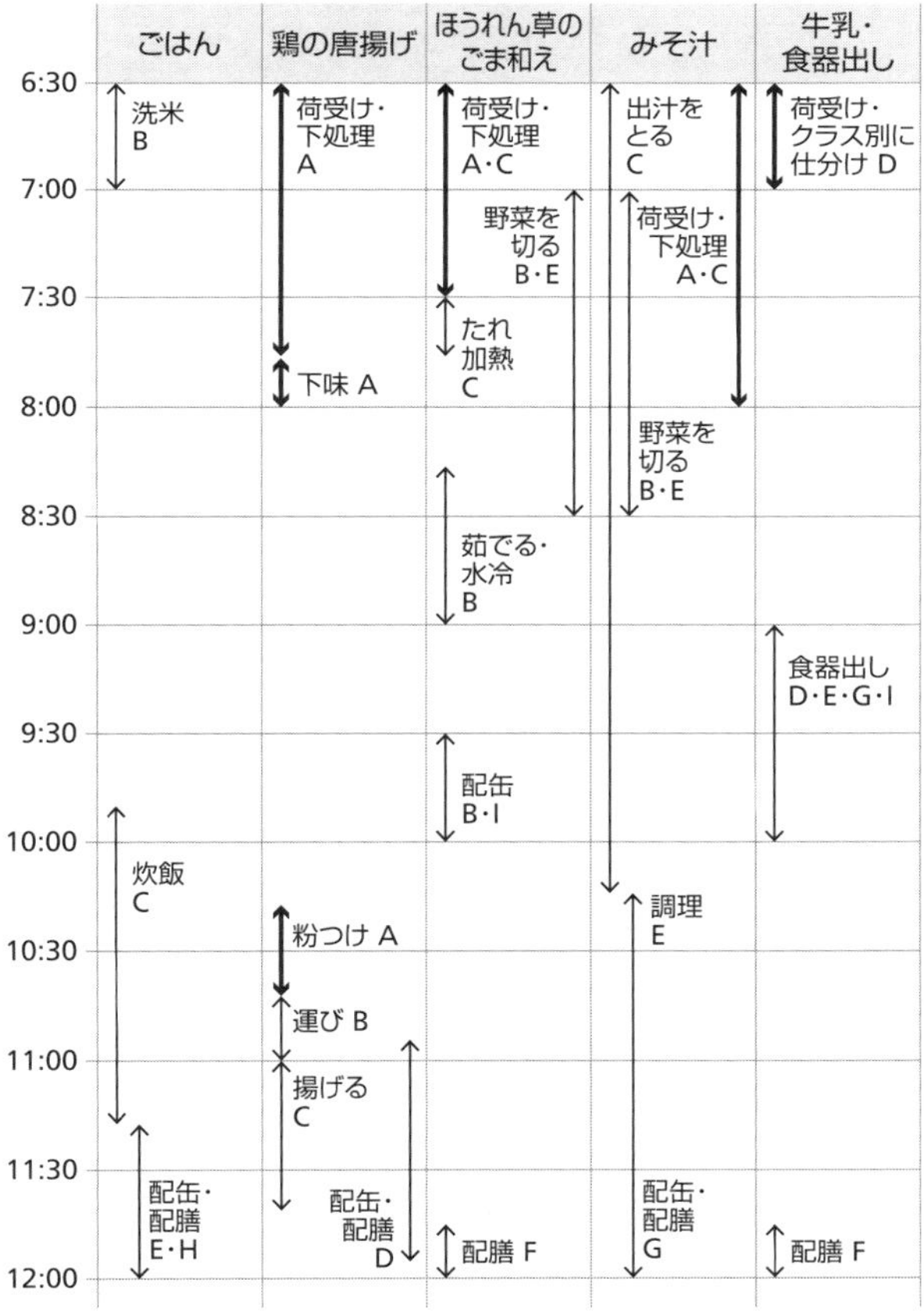

・太矢印(➞)は下処理室(汚染作業区域)での作業、アルファベットは担当者名を示す。
・本来は手洗いやエプロン交換のタイミングなど衛生管理上の注意点も示すが、ここでは省略した。

ちゃんと冷やして提供するように考えるのが栄養士の役割です。

6時半：調理開始――前日調理禁止はつらいよ

いよいよ調理開始ですが、その前に手を洗いましょう。給食を作るような大量調理施設での手洗いは徹底しています。次ページに、文部科学省による手洗いマニュアルを載せていますが、なんと20もの工程があるのです。給食室ではこうしたマニュアルが流しに掲示されていて、2分以上かけて徹底的に手洗いを行ないます。

栄養士と調理員は手洗いを日に何度も行なうので、手荒れから逃れられません。「このハンドクリームがおすすめ」というのは給食室内で盛り上がる話題です。

手洗いが済んだら、検収室で容器から取り出した食材を、下処理室に運び入れます。下処理室では泥やホコリなどの異物や有害微生物をさらに減らして、非汚染作業区域である調理室に渡す作業を行ないます。「学校給食衛生管理基準」をもとに文京区で定めている給食室の決まりにはこのようなものがあります。

・原則として前日調理は行なわないこと。

学校給食における標準的な手洗いマニュアル

1	手を洗う前に （筆者注：アクセサリー類を外す。爪は短く切る。傷をチェック）
2	洗い残しのない手洗いを（筆者注：洗い残しの多い箇所に注意）
3	流水で軽く手を洗う
4	手洗い用石けん液をつける
5	十分に泡立てる
6	手の平と甲を洗う（5回程度）
7	指の間を洗う（5回程度）
8	親指の付け根まで洗う（5回程度）
9	指先を洗う（5回程度）
10	手首を洗う（5回程度）
11	肘まで洗う
12	爪ブラシで爪の間を洗う
13	流水で十分にすすぐ
14	ペーパータオルでふく
15	アルコールをかける
16	指先にすり込む
17	親指の付け根まですり込む
18	手の平と甲にすり込む
19	指の間にすり込む
20	手首にすり込む

出典：「学校給食調理場における手洗いマニュアル」
文部科学省スポーツ・青少年局学校健康教育課（平成20年3月）

・皮をむいた野菜は、水が循環している３槽シンクで表面をこすり洗いすること。
・虫が付着している可能性のある野菜を使用する場合は、切り目を入れる、バラバラにするなど工夫をして、十分に洗浄すること。

このうち、３つ目の決まりをクリアするのが大変です。小松菜やほうれん草は根を落としてばらけさせ、一枚一枚丁寧に洗っていきます。小松菜は１株で５〜７枚の葉が付いています。全校児童６００食ぶんで１人10グラム、６キロの小松菜を使用するなら、１０００枚近い葉の表面を洗浄し、虫など異物の混入がないか、目視で確認しなければなりません。根気のいる作業だということがおわかりいただけるのではないでしょうか。

前日調理が原則禁止なのも栄養士としてはつらいところです。昆布や乾燥豆やもち米を前日から水につけて戻しておく、ということは一切できません。そのため、出汁は食材の納品前に、朝イチで火にかけます。赤飯やあんこを炊く時も、当日の朝から小豆を水にひたし始めて、そこから昼の給食に間に合うように作っていくので、きちんと柔らかくなるか、毎回ひやひやします。

下処理室では、野菜を洗う以外に、肉・魚の下味を付ける作業を行ないます。

また、マフィンなどの焼き菓子の生地を作ってカップ詰めを行なうのもこの部屋です。生肉・生魚の作業をする空間で焼き菓子の生地を作るのは少し意外かもしれませんが、生卵を使うので下処理室が適しています。

ただし、清潔な状態でマフィンのカップ詰めまで終わらせて、それを冷蔵庫にしまってから魚の処理をするなど、同時進行では行なわないように留意しています。

そうこうするうちに、調理室では朝一番に煮始めていた出汁の良い香りがしてきました。

7時：調理室――美味しい冷凍みかんの作り方

下処理室での洗浄を終えた食材が、調理室へとやってきます。次は調理室での作業です。果物やゼリーなどのデザートは作ってから冷やす必要があるので、できるだけ早めに作業をして冷蔵庫に入れたいところです。下処理室で洗った果物を調理室でカットして、バットに入れます。ゼリーなら調理室で加熱して寒天で固めていきます。

「ゼリーといえばゼラチンではないのか」と思われるかもしれませんが、ゼラチンは牛や豚のコラーゲンを抽出したものなので、宗教上の理由で食べられない児童がいる場合を想定して多くの栄養士が使用を避けています。

寒天は固めてしまえば溶けないこともメリットです。ゼラチンの溶ける温度は50℃、寒天は90℃です。ひんやりしたゼリーは暑い時期こそ食べたいものですが、真夏の気温ではゼラチンが柔らかくなってしまうのです。一方、寒天を使うと食感が固くなりがちですが、そこは栄養士の腕の見せどころで、量を調整すればプルプル食感のゼリーが作れます。

ところで、夏の定番デザートといえば、みんな大好き「冷凍みかん」ですよね。ときどきスーパーマーケットの冷凍コーナーに置かれていて、懐かしさからでしょうか、手に取る人をよく見かけます。

実は、冷凍みかんは給食室での手作りではなく、既製品を購入しているのです。子どもたちが食べる40分前ぐらいに冷凍庫から取り出しておくと、７月の気候ならば食べる頃にちょうど半解凍になります。

冷凍みかんを家でも作りたいです、とよく相談を受けます。「みかんを買ってきて冷凍庫に入れるだけでしょう？」と思われる方が多いのですが、ただ冷凍庫に入れるだけでは皮も身もすべてがカチカチに固くなってしまい、取り出してもなかなか柔らかくなりません。その上、解凍された時にはグシャグシャになってしまい、美味しく食べられないのです。

メーカーでの作り方には大きな秘密があります。みかんをベルトコンベヤーに載せて、「水を霧状にかけて、凍らせる」の工程を繰り返し、氷のコーティングを何層にも重ねていきます。これによって独特のシャリシャリ食感が生まれているのです。

私も実験してみたことがありますが、5分ごとに霧吹きをかけては冷凍する作業を10回繰り返すと、市販品に近い冷凍みかんが作れました。しかしあまりにも大変だったのでおすすめしません。

乾燥を防止することがシャリシャリ食感の秘訣なので、家で真似する場合は、外側の皮をむいてから丸ごとラップに包み、さらにチャック付きの冷凍用保存袋に入れて冷凍することで美味しく作れます。

みかんは夏でも冬でも給食のお助け果物として重宝しています。まず、お皿を必要としないのが嬉しいポイントです。お盆に直接置けるので使用食器が減らせます。子どもたちにとってはトレーの重さが軽くなって助かるし、調理員も洗い物を減らせる利点があります。皮をむくのも簡単で、甘くて美味しいので言うことなしです。

あの有名アイスも給食用がある

今や給食には「ガリガリ君」や「雪見だいふく」などのアイスまで出ます。給食仕様の製品が販売されているのです。ガリガリ君は棒アイスではなく、カップ入りスタイルです。ほかにも小サイズの「ハーゲンダッツ」などさまざまなアイスが、学期末の給食最終日などのお楽しみ給食として提供されることがあります。

とはいえ私の勤める文京区では、既製品のアイスの提供は禁止されています。というのも「給食は原則手作り」という区の方針があるのです（冷凍みかんは例外です）。ちなみにコロッケやメンチカツなども揚げるだけの簡単冷凍食品がありますが、使用はNGです。調理員が頑張ってひとつずつ手作りをします。

かなり手間はかかりますが、便利になった今の時代だからこそ「1食丸ごと手作りの給食を食べる」という経験は、子どもたちにとって貴重なことかもしれません。

切りものを支えるまな板の秘密

切りもの（包丁を使う作業）でもっとも手間がかかるのが人参です。1人の調理員が1日にできる人参せん切りの上限は、20本ほどでしょう。これで全校児童生徒600人のサラダに少しずつ入るぐらいの量です。人参は固い上に円錐形で切りづらいのです。

　もちろん人参だけにかかりきりになっているわけにはいきません。たとえば肉じゃがとサラダ６００人ぶんの場合、じゃがいも１００個、人参40本、玉ねぎ60個、サラダ用のキャベツ30玉、小松菜30束は切らなくてはいけません（だいたいの数とお考えください）。安全、きれい、そしてスピーディーに切ることが大量調理では求められています。

　そこで役立つのが極厚のまな板です。２・５〜３センチ程度の厚みで、家庭用に比べると相当の厚みです。重量も１〜２キロはあります。

　重いまな板を使用する最大の利点は、包丁の跳ね返りです。切った時に軽くバウンドするように跳ね返るので、リズミカルに、スピーディーに切ることができるのです。

　業務用野菜切裁機（フードカッター）にかけるという方法もあります。給食センターではよく使われます。多くの学校の給食室にも置かれてはいるのですが、洗浄に手間がかかることや、重くて移動が大変なこともあり、「手切りの方が早い」と考える調理員が多くいます。

給食のサラダは加熱処理している

食品の加熱処理は、食中毒の原因物質を死滅させる最後の手段です。食品を加熱処理することこそ衛生的な大量調理の基本なのです。「学校給食衛生管理基準」では加熱処理について、次のように定められています。

一　給食の食品は、原則として、前日調理を行わず、全てその日に学校給食調理場で調理し、生で食用する野菜類、果実類等を除き、加熱処理したものを給食すること。また、加熱処理する食品については、中心部温度計を用いるなどにより、中心部が75℃で1分間以上（二枚貝等ノロウイルス汚染のおそれのある食品の場合は85℃で1分間以上）又はこれと同等以上の温度まで加熱されていることを確認し、その温度と時間を記録すること。（後略）

二　野菜類の使用については、二次汚染防止の観点から、原則として加熱調理すること。また、教育委員会等において、生野菜の使用に当たっては、食中毒の発生状況、施設及び設備の状況、調理過程における二次汚染防止のための措置、学校給食調理員の研修の実施、管理運営体制の整備等の衛生管理体制の実態、並びに生野菜の食生活に果たす役割等を踏まえ、安全性を確認しつつ、加熱調理の有無を判断すること。

「学校給食衛生管理基準」

このように、野菜を原則加熱するように、と明記されています。ただ、生野菜が絶対に禁止されているわけではなく、加熱調理の必要性の有無については教育委員会等で判断すること、という但し書きがあります。ミニトマトやキュウリなど一部の野菜は「加熱しなくてもよい」と自治体が判断すれば、生で使用できます。

野菜は加熱調理が基本とは、つまりサラダでも必ず茹でて温度を上げてから、水冷して提供することが基本であることを意味します。本書では今後もサラダの記述が登場しますが、大人が想像する生野菜サラダとは別物と思ってください。レタスもキャベツも人参のせん切りも、茹でてあるのです。

茹でた野菜サラダはくたくたで美味しくなさそうだと思うかもしれませんが、野菜が苦手な子でも「学校のサラダは美味しい」と言っていることが多いです。野菜が柔らかくなっていて食べやすく、えぐみが少ないためでしょう。栄養素が流失する懸念はありますが、食中毒防止を何より優先させるための決まりです。

茹でた野菜をサラダにする際、どのように冷やすかというと、真空冷却機を使用して温度を下げます。真空冷却機は、真空状態を作り上げることで野菜の水分をほどよく脱水し、かつ素早く冷やせる優れものです。多くの自治体が導入しています。まさしく現代の給食サラダに適応した調理機器です。

給食に出るもので加熱処理を免れているのは果物です。それでも食中毒防止のため、次亜塩素酸ナトリウムを薄めた水で洗うなどの対応をとる自治体もあります。

ケーキの上にかける生クリームも、加熱処理ができないという理由で使用禁止にしている自治体もあります。給食は加熱処理を徹底することで食の安全を担保しているのです。

9時：食器類セッティング――クラス別に数える重労働

この時間帯に調理室では、その日に使う食器を出します。1年1組の茶碗をたとえば32個数えて、クラス別の網かごに入れます。残りの1年2組～6年生まで同様に、５５０個以上を数えて分け、クラス別にセッティングしていきます。職員室で食べる先生のぶんも数え、さらに茶碗以外の深皿600枚、サラダ皿600枚なども同様に数えてクラス別にします。

「時間の余裕をもって前日にでも出しておけばいいのでは？」というのはもっともな意見です。しかし食器は使用後に洗浄し、熱風消毒保管庫に入れて、3〜6時間ほど熱風消毒をかけなくてはならず、その日の勤務時間内にはとても終わりません。そのため、お皿数えとセッティングは朝の仕事なのです。

「スチコン」が給食を格段に美味しくした

今や多くの給食室に設置されているのがスチームコンベクションオーブン、通称スチコンです。焼くためのホットエアーモード、蒸すためのスチームモード、スチームをかけながら焼けるコンビモードの3モードがあります。茶碗蒸しを作るバイオモードがある機種もあります。鶏肉や魚の照り焼きは、スチームをかけるコンビモードで焼けばしっとりと焼き上がり、固くなりません。

巷では、数年前にバルミューダのトースターが流行りました。スチームをかけながらパンを焼くことで、なかはしっとりモチモチ、周りはサクサクに仕上がるというのが評判になったのです。この商品を見た時、私は思いました。

「これはスチコンと同じだ。というか給食のスチコンは10年以上前からこの機能を搭載していた。ついに時代が給食に追いついたか……！」

スチコンは業務用機械なので、電気のコンセントプラグは特殊な形状になっています。また、水を使うので水道管と接続する必要があり、排水のホースを装着して排水路に水を流す仕組みを作るなど大掛かりな機械ですが、家庭用でもそれに近いものが使えるのか、と感動したのを覚えています。

余談ですが、私は初任給から給料を貯めて、さらに初めてのボーナスも全額費やして、自宅に業務用のスチコンを購入・設置しました。スチコンでの調理法をとことん研究したいと思いつつ、それを大量調理である給食本番で試す勇気は学校栄養士1年目の自分にはなくて、それならば、と決意して自宅に設置してしまったのです。

特殊な電気工事が必要であり、本来は自宅に付けるようなものではないので、我ながら思いきったことをしてしまったものです。

スチコン調理については多くの研修会が開かれていて、スチコンで作る焼きそば、煮魚、揚げ物といったレパートリーを増やすために、栄養士たちは熱心に研究を重ねています。

安価なパンに給食室でひと工夫

給食のパンは、製パン工場で作られています。

昭和や平成初期に子どもだった方は食パン、コッペパン、ぶどうパン、バターロールぐらいしか給食で食べた記憶がないかもしれませんが、今は種類も豊富です。栄養士はパンの種類をパンプキンパン、チーズパン、ダイスチーズパン、胚芽パン、ココアパン、パインパン、セサミパン、チョコチップパン、ナン、米粉パン、ソフトフランスパンなどから選ぶことができます。

パンの形状だって指定できます。コッペ形、丸パン、結び、うず巻き（スネーク）、ねじり（ツイスト）、スティック、かしわ（コロッケサンドなどに使われる二つ折りのパン）などです。洋食なら丸い形の丸パン、シナモンロール風にするならうず巻き、揚げパンはコッペ形かねじりにします。

給食のパンは大量に作って配送しなければならないので、工場では時間に余裕を持って焼いていることがほとんどです。つまりパサついたり、固くなったりしやすいという弱点を抱えています。とはいえバターをふんだんに入れ込んで風味を豊かにしたり、生クリームを混ぜて柔らかくしたりすることも、予算の関係上できません。

それでも製パン工場は商品の開発・改善を進めてきました。高級パン並みとはいかないものの、昔に比べると給食のパンはずいぶんと美味しくなってきています。

そして、さらに美味しくするために給食室でもできることがあります。「納品されたコッペパンにジャムを塗って、スチコンでスチームをかけて蒸し直す」。このひと手間だけで、しっとり感がかなりアップします。

食パンなら、おろしにんにくとバターを混ぜたものを塗り、カリッとフワッと焼き上げてガーリックトーストにするという手もあります。こうしたひと手間をかけてパンを調理することで、美味しさが一気に増すのです。

600食なら320合ものお米を炊く

一方、米食の日は当然炊飯が必要です。給食室の炊飯器は、縦に３段になっている３段式炊飯器が主流です。１釜のスペースで釜３つぶん、ごはんが炊けるのです。狭い場所でも設置できるのでシェア率が高くなっています。

１釜での理想的な炊飯量は８キロです。炊きムラができてしまうので、これより多くは炊けません。つまり3段で24キロの炊飯能力があります。600食前後なら3段炊飯器を2つ置いてある施設が多いので、1回で48キロは炊ける計算です。合に換算すると600人で320合のお米を、1日で食べることになります。

「日本一おいしい給食」を目指していることで有名な、東京都足立区の栄養士さんに聞いた話では、足立区では5年ほど前まで炊飯器ではなく、次の項でご紹介する回転釜でお米を炊いていたそうです。現在は炊飯器を徐々に導入しているところですが、回転釜で炊いた方が圧倒的に美味しいらしく、栄養士たちは「このまま回転釜でやらせてください！」と懇願しているのだと話していました。回転釜で炊いたごはんを食べてみたくなりますね。

炊飯の際は、おこげができないように気を付けています。大人にとっておこげは香ばしくてちょっと嬉しいものですが、子どもはどうしてなのか、おこげが嫌いです。米のおこげだけでなくパンの焼き色すら嫌がって、「松丸先生、今日のパン、焦げてたよ」とわざわざ言いに来る子がいたりするほどです。「パンはそういうものなんだよ」と答えていますが……。

進化がやまない調理機のエース「回転釜」

給食室のメインとなる調理機材が回転釜です。１機で１００万円を超える高級品です。非常に大型で、サイズも豊富です。ガス式のコンロが二重になっていて、釜の底の中央付近を熱するのが内火、そのひとまわり外側を熱するのが外火です。量が少ない時や弱火にしたい時は内火で、火力をガンガンに強めたい時は内火と外火を使うことで、美味しい給食が効率よく作れます。

容量は36～１９０リットルのサイズがあり、６００食前後を提供する学校では３～４機が配置されています。たとえばみそ汁１杯の量は１８０ミリリットル程度なので、６００人ぶんの場合は１０８リットルが入ればいい計算です。ラーメンやうどん汁の場合は量がもっと増えますが、１４０リットルほどの回転釜があれば大丈夫です。

１～２機で汁物を作り、あとはほかの調理作業に使います。煮る、炒める、茹でる、揚げる、蒸すなどの作業が行なえます。

給食室のエース調理機材なので年々改良されています。内釜が鉄製だとれんこんや里芋が黒く変色してしまうことがあるので、業界内ではステンレスに変えることが流行しています。

この巨大釜で炒め物を作る時は、全長１００〜１６０センチもある特大スパテラ（大きなへら）を使います。「給食室のおばちゃん」といえば、大きな木のへらを持っているイメージがありませんか？ それは昔なら正解です。しかし木くずが落ちて異物混入につながる懸念があることと、木製の器具は洗浄しても滅菌が難しいので、今は極力使用しないことになっています。ステンレス製なら腐食も変形もせず、軽いため、今の給食室では銀色に輝く大きなへらが活躍しています。

しかし、慣れるまでは扱いが大変です。片足を前に出して、半身《はんみ》の態勢になります。右手と左手の間隔を60センチほど空けてスパテラを持ち、前の手で方向を決め、後ろの手で力を入れてスパテラを操るのです。力の入れ方を間違えると食材がこぼれ出てしまい、かといって慎重に炒めすぎると今度は業務用の高火力で食材が焦げてしまいます。全身を使うイメージで、手早く軽やかに調理をしていきます。

必死にスパテラを使ううちに、熱い鍋肌に手や腕が当たってしまうので、調理員のやけどは絶えません。最近は鍋肌にガードが付くように改良されて、だいぶ安全に調理ができるようになりました。

お玉も特大サイズで、３〜８リットルを一気にすくえるようになっています。調理用のスコップも使って、効率的に作業を進めます。

先ほど「揚げる」作業も回転釜で行なえると書きました。給食センターの場合はベルトコンベヤー式のフライヤーがあって、パン粉を付けた食材を置いて流せば美味しく揚がったフライが出てきます。しかしフライヤーの設置されていない多くの自校方式給食室では、回転釜で揚げ物を作っているのです。最近は自動で温度調整をしてくれる「サーモ付き回転釜」まで登場し、揚げ物がしやすくなりました。

揚げ物の日は、まずは2、3個の試し揚げをしていきます。ストップウォッチで計りながら、栄養士と調理員とで「今の色いいですね、何分でしたか」「1分30秒でした」「中心温度計も75℃でOKですね。これでいきましょう」、あるいは「中心温度計ではまだ温度が上がりきっていないから、油の温度を低めにして1分45秒ぐらいまでやりましょう」というように、今日の最適な揚げ時間と油の温度を決定します。

11時40分：検食――校長による〝毒見〟

給食ができ上がったら、校長に検食をしてもらいます。これはある意味「毒見」とも言えるもので、味はもちろんのこと、香り、見た目、温度、1食ぶんの量は適切か、形態は問題ないか、異物混入はないか……などを確認する作業です。

たとえば、汁物に黒いものが浮いていたとします。それが焦げなのか、異物なのかをチェックし、焦げであれば、間に合うならすべて除去します。「学校給食衛生管理基準」により、検食は児童が食べる30分前までに行なうことになっているので、その30分で完了できるなら給食室の全員で取り掛かり、除去します。

時間の余裕がなく、食べても体に影響がない場合は、その旨をお知らせする放送を入れます。万が一ですが、著しく苦かったり、衛生面での影響が考えられたりする場合は、校長の判断で給食を中止することもあり得ます。その日の給食は児童生徒に提供せず、給食費を返金することになるのです。

とくに魚に対しては校長の目が光りがちです。魚に骨があるのは当たり前ですが、骨が刺さると危ないことも事実。ですから校長が検食して、「骨が危ないかもしれない」と感じたら校内放送を入れることになっています。

「今日のサンマには骨があるので、気を付けて、よく嚙んで食べましょう」

このように、子どもたちが安全に美味しく食べるために、第三者的な視点から厳しく確認する工程が「検食」です。

12時：料理の搬出——廊下でワゴンに目を光らせる

でき上がった給食をクラス別のワゴンに載せ、教室の前に置いておきます。ワゴンプールというワゴン置き場まで、児童生徒が各教室のワゴンを取りに来る学校もあるものの、まだ少数派です。

教室にワゴンを入れてしまいたいところですが、授業中に入室するわけにはいきません。そこで、授業が終わるまで調理員に立ち番をしてもらいます。廊下に立って、その階のワゴンを目視で確認し続けるのです。

これは異物混入のいたずらなどを防ぐためです。何か事件が起こってから「誰も見ていなかった」では済まされないので、給食が教室に無事に入るまで、調理員が見守り続けます。

実際、お腹を空かせた児童生徒が通りがかりにバットのフタを開けようとすることはよくあります。悪意があるのではなく、単にお腹が空いて今日の給食を覗き見したかった、ということなのでしょうが、洗っていない手で、給食が入った容器のフタを勝手に開けてはいけません。そういったことを防ぐためにも立ち番は重要です。

12時10分：給食の時間――児童生徒とのコミュニケーションタイム

給食の時間は配膳、喫食、片付けを含めて45分しかありません。喫食とは辞書では「食事をすることと」の意味ですが、栄養士業界では「食事を楽しみながら美味しく食べること」という意味で使っています。

45分間のうち、純粋な喫食時間だけで考えると15～20分くらいでしょう。4時間目が体育や音楽、家庭科などの場合は、少し遅れて教室に戻ってくることもあり、食べる時間がより減ってしまいます。栄養士はそういうクラスや、あるいは低学年クラスで、配膳のサポートに入ります。

盛り付けに時間がかかる献立の筆頭格が麺類です。昭和世代には懐かしい、個包装のソフト麺を使用している給食施設は少なくなってきており、多くの学校が、自校で麺を茹でるなり蒸すなりして加熱しています。この麺がくっつきやすく、盛り付けに苦労するのです。とくに低学年では、ラーメンの麺がはみ出したり、ラーメンスープが熱くてこぼしそうになったりすることがあるので、栄養士も担任の先生も、麺類の日は配膳に気合いが入ります。

私は配膳・喫食の時間に各教室を回って、子どもたちとコミュニケーションをとるように心がけています。給食の相談にいつでものれるよう、みんなに知られる身近な存在の栄養士であることが大切だと考えてのことです。

13時：残食量の記録――残食ゼロの日は最高に幸せ

給食の時間が終わってワゴンが給食室に戻ってきたら、残された給食、つまり「残食」の量を記録します。

残食量の記録は、バットや食缶別に細かく計量します。「カレーのルウ」「ライス」「サラダ」「ゼリー」「牛乳」と品目別に、そしてクラス別に計量するのです。

計量データは手書き文書で保存しつつ、栄養士が使う献立作成ソフトの「実績報告」にも入力します。すると悲しいことが起こります。事前に計算した「栄養価予定データ」では、今日の給食の献立は「熱量６８０キロカロリー、タンパク質25グラム、脂質23グラム」だったのに、残食量を加味すると「熱量６２０キロカロリー、タンパク質21グラム、脂質19グラム」に減ってしまったりするのです。これを給食の「実績データ」と呼んでいます。

栄養士が教育委員会へ報告する資料は、栄養価予定データではなく実績データを提出します。残食が多い場合は「栄養価が満たされていない献立」と見なされて、教育委員会からの指導が入ることもあります。

献立は「メニューを作って終わり」ではなく、すべて食べてもらってこそ、栄養をバランスよく摂取できたことになるのだと実感するのが、残食計量の時間なのです。毎日、残食量を見ては反省し、よりよい献立作りの糧としています。

私が児童として給食を食べていた約30年前は、「掃除の時間が始まろうが、完食するまで食べさせる」、そんな指導が当たり前の時代でした。これが原因で給食がつらい思い出になっている方も多いのではないでしょうか。少食や好き嫌いは甘え、という時代的な風潮があったのです。

現代の給食指導はまったく違います。担任の先生や栄養士は児童生徒にこう声をかけます。

「無理なら残しても構いませんが、成長に必要な栄養が入っているから、苦手なものでも頑張って食べてみましょうね」

「嫌いなら仕方がない」「食べられないなら残しなさい」「でもちょっとだけ頑張ってみようね」という時代なのです。無理やり食べさせることは決して許されません。

令和の時代は、子どもたち自身に「食べたい」と思ってもらわなければいけないので、残食を減らすのは本当に難しいです。味、見た目、香りのレベルをどんどん向上させ、従来の〝給食のレベル〟を超えなくてはいけません。

つまり、私たち栄養士のやりがいが昔よりも大きくなっているとも言えます。全クラスのバットと食缶がすっからかんになる残食ゼロの日は1学期に2、3日あって、こんな日は給食室の片隅で小躍りしながら喜んでいます。

13時半：洗浄・消毒――調理しながらの洗い物は禁止

洗浄して汚れを落とし、必要に応じて消毒を行なうことが、調理場の衛生管理には不可欠です。具体的な方法については、文部科学省から示されている「調理場における洗浄・消毒マニュアル」を参考にし、確実に実施していきます。給食室の厳密な衛生管理については第4章で詳しくご紹介します。

巨大な回転釜は、レバーを引くと中央部が開いて排水できる仕組みになっています。鍋を洗い流すのがラクになる便利機能です。

また、食品への洗浄剤の混入といった二次汚染を防止するため、下処理室と調理室での洗浄・消毒作業は、すべての食品が搬出されたあとに行なうよう努めることがマニュアルで示されています。つまり午前中に洗い物をしてはいけないということです。調理作業の合間についつい洗い物を終わらせたいところですが、洗い物はまとめて午後に行なうのが給食調理のルールです。

喫食後の食器洗浄が終わるのはだいたい14時～15時です。そのあとに、調理員が来週以降の作業工程表と作業動線図（第4章でご紹介します）の作成を行ない、栄養士がチェックします。給食当日の1週間前には完成させるようにしています。

検収担当だった6時出勤の調理員は15時に帰り、7時や8時出勤の調理員は16～17時頃に勤務終了です。栄養士は16時30分～17時の勤務終了が一般的です。

こうして、給食室の長い1日がようやく終わりを迎えるのです。

＊1―学校栄養士には「栄養士」「管理栄養士」の区分、また「栄養教諭」「学校栄養職員」の区分が存在するが、本書では原則「栄養士」と表記する。区分の詳細は138ページで解説。
＊2―「令和4年度　東京都における学校給食の実態」東京都教育委員会

第2章 献立作りの舞台裏

〝栄養士の頭のなか〟はどうなっているか

給食は、この数十年でずいぶん変わりました。給食に関わる人々が子どもたちのために「よりよい給食を作ろう」と努力を重ねた結果です。その過程でとくに意識されたことは、給食とは「食べて学べる教材」なのだ、という点です。〝美味しい教科書〟であると言うこともできます。

では、食べて学べる教材としての献立作りは、いったいどのように行なわれているのでしょうか。第1章では給食室の1日の流れをご紹介しましたが、この章では、給食当日を迎えるまでに栄養士がどんなことを考えて献立を作っているのか、〝栄養士の頭のなか〟をご紹介していきます。

献立作りは栄養士にとって、もっとも心躍る作業です。たいていの栄養士は「こんな献立を作りたい」という理想を持っています。さまざまな基準を満たす必要があるので悩みも尽きませんが、やりがいの大きな仕事であると、胸を張って言えます。

とはいえ、栄養士の理想や子どもたちの好むものばかりで献立を作れるわけではありません。献立作成において、私たち栄養士が同時進行で考えなければならないことは、ぱっと思いつくだけでもこれだけあります。

・学校給食法[*1]で定められている栄養素の基準を満たしているか
・調理ルールを守った上で作ることができるか
・調理員の技術で作れるものか
・地場産物、国産食材が使われているか
・旬の食材は使われているか
・ごはん、パン、麺、揚げ物、焼き物、炒め物などが連続あるいは重複しないよう、主食や調理法のバランスがとれているか
・行事のある日はそれに合わせた献立になっているか
・予算内にきちんと収まりそうか

ほかにも、給食ならではのNGルールが存在します。たとえばお刺身を出すことはできません。「衛生上、生の魚を出してはいけない」という決まりがあるからです。平成8

（1996）年の「病原性大腸菌O－157」による食中毒流行を機に、全国的な衛生管理の見直しが行なわれた際にこうしたルールが作られました。

また、着色料や保存料など、食品添加物が多く含まれる食材も使用できません。「学校給食衛生管理基準」でそう定められています。

こうした数々の基準を満たしつつ、1か月ごとの献立表を作成して児童生徒に配布するまでには、どの栄養士も膨大な作業を積み重ねているのです。

今日の献立は、半年前にはほぼできている

「教室で献立表を配ると全員が夢中になって見ていますよ」と担任の先生たちから、よく報告をもらいます。「お家でゆっくり見ればいいから、しまいなさい」と注意する先生もいるほどです。

それほどまでに子どもたちを夢中にさせる献立表ですが、どれくらい前から計画されているか、ご存じでしょうか。実は半年前にはほぼ内容を固めていて、そこから4～5か月の期間をかけて検討を重ねて完成させるのです。

真夏には真冬の時期の献立作成を始めているなんて、気が早すぎる気もしますが、それ

くらいでないと間に合いません。その理由をご理解いただくために、献立表が完成するまでの流れを見てみましょう。

〈給食の献立ができ上がるまで〉
①献立計画（献立名の立案）
②献立構成（献立の詳細作成）
③献立詳細の入力（1日ごとに献立作成ソフトに入力）
④調理指示書の作成
⑤全体の調整
（⑤献立構成会議）
⑥給食だよりと献立表の作成
⑦管理職による決裁

「献立の計画、構成、詳細？　それぞれ何が違うのか？」
「献立構成会議って、何？」

そんな、さまざまな疑問が湧いてくるかもしれません。順を追って詳しくお話ししていきます。

献立計画こそ栄養士の醍醐味

まずは献立計画を立てます。これはもっとも楽しい作業と言っても過言ではありません。

「○月○日はわかめごはんにしよう。次の日は揚げパンにしよう。その次はみそラーメンがいいかな」

「○日の副菜は、旬のほうれん草のおひたしにしようかな」

このように献立のタイトルだけを挙げて、栄養士の頭のなかにある献立案を書き出していく作業です。いわば真っ白なキャンバスに、自由に理想を描くようなもの。栄養士の醍醐味と言えます。実際の給食として提供する半年前には、この作業を始めていきます。

自由に理想の献立を挙げつつも、この時留意すべきことがあります。自治体が献立についての目標を定めている場合、それに合致しているかどうかを考えなくてはなりません。

たとえば自治体が「9月は季節の行事食を提供する」という目標を立てているとします。

「重陽の節句と十五夜があるから、菊の花を使った献立や、お月見団子などの行事食を提供したい」などと、自治体が具体的に決めるわけです。

そもそも給食のねらいのひとつには、児童生徒が「どうしてこの料理を食べるのか」を知ることで、年中行事を楽しむことを学んでもらう、という点があります。

日本には給食を運営する上での大原則として「学校給食法」が存在します。学校給食法が定める目標のひとつに「我が国や各地域の優れた伝統的な食文化についての理解を深めること」が掲げられているのです。

そのため、自治体が定めた具体的目標がある場合は、それに合致するように献立を立案します。

1学期ぶんの献立計画が3、4日で完成する

献立表は1か月単位での配布が通例です。しかし、献立計画自体は1学期ぶんをまとめて作ってしまうのがもっとも効率のよい方法だと私は考えています。

なぜなら、1か月という期間内だけでバランスが取れるように作成していると、翌月にも似たような献立を配置してしまうことがあるからです。

たとえばトマト味のパスタを9月末に出していたら、10月のパスタではクリーム系やオ

イル系にしたいところです。あるいはトマト味のメニューはしばらく間を開けたほうがよいでしょう。さらに言うとハヤシライスも、トマト味とよく似た味付けになるので避けたい……と、栄養士はこのように考えて献立を作っています。

1か月ぶんだけの献立計画を作ってしまうと、同じ月のなかではこうした重複ミスを防げても、翌月のことまで気が回らず、似た味付けの献立が続いてしまうことがあるのです。

味付けだけでなく調理法にも注意が必要です。月の切り替わりが週の真んなかだった際に、うっかり「月曜日に揚げ物、金曜日も揚げ物」なんて羽目になることも……。いくら月をまたいでいるとはいえ、子どもたちに「また揚げ物？」と感じさせてしまいます。献立立案者としては敗北感を味わう瞬間です。

栄養価などの充足率は1か月ぶんで判断すればよいので、月末と翌月の初めで献立が似通っても、大きな問題は生じにくいでしょう。しかし食の楽しみの点で、同じような調理法を連発するのは望ましくありません。このようなうっかりミスを避けるためにも、献立計画は学期ごとに立てるのが理想だと考えて、私はずっとそうしています。

ただ、同業の方が集まる講演で「私は1学期ぶんの献立をまとめて作成している」と話すと、「私もそうです」という方が半分、「1か月ぶんずつ作成している」という方が半分といったところです。栄養士それぞれの流儀があるようです。

この作業はとても楽しいので、1学期ぶんの献立計画が、早い時は3、4日で完成します。

なぜ麺は2週に1〜2回しか出ないのか

「①献立計画」が定まったら、次は「②献立構成」に着手します。

献立の構成とは何を指すのかというと、自治体が定めたルールに沿った内容になるよう、献立を整えてゆく作業のことです。

主食となるごはん・パン・麺の登場回数や頻度はルールに合致しているか。調理法が献立内で重複していないか。洋食、中華、和食の回数のバランスはとれているか。栄養は基準値を満たしているか。

そうしたあらゆる観点から献立をチェックしてゆくのがこの段階です。理想と楽しさを追求していた献立計画を、現実に落とし込んでゆく作業とも言えます。

ルールの大本となる考え方は、学校給食法にて「学校給食の目標」として提示されているので、第4章で詳しくご紹介します。

この目標を具現化するため、各自治体で具体的なルールが定められています。

たとえば私が勤務している文京区では、10日間サイクルで、ごはん６・５回、パン２回、麺１・５回を組み合わせていく必要があります。これは「学校給食の標準食品構成表」[*2]（以下、「標準食品構成表」）という基準量に基づいて決められたものです。

この場合の10日間とは、土日を含まない月〜金の２週間ぶんです。つまり、ごはんは週３〜４回、パンは週に１回は必ず給食に出して、麺は２週間に１〜２回、ということになります。

主食の回数については、①の献立計画を立てている段階からなるべく意識をしています。「子どもたちは麺類が好きだから、回数を増やしてあげたい」という気持ちはあっても実際にはそうできないのは、「標準食品構成表」をもとにした自治体のルールに従っているからなのです。その少ない登場機会にラーメン、うどん、パスタがバランスよく供されるよう、献立をチェックしていきます。

主食だけでなくほかの食材についても、「何をどれだけ食べなくてはいけないか」が決まっています。「標準食品構成表」の「牛乳」から「油脂類」までの項目、それぞれで充足率１００％を目指さなくてはいけません。

学校給食の標準食品構成表（児童、生徒1人1回当たり）

（単位：g）

区分			児童（6〜7歳）の場合	児童（8〜9歳）の場合	児童（10〜11歳）の場合	生徒（12〜14歳）の場合
主食	米飯の場合	米	50	70	90	100
		強化米	0.15	0.21	0.27	0.3
	パンの場合	小麦	40	50	70	80
		イースト	1	1.25	1.75	2
		食塩	1	1.25	1.75	2
		ショートニング	1.4	1.75	2.45	2.8
		砂糖類	1.4	1.75	2.45	2.8
		脱脂粉乳	1.4	1.75	2.45	2.8
ミルク		牛乳	206	206	206	206
おかず		小麦粉及びその製品	4	5	7	9
		芋及び澱粉	26	30	34	35
		砂糖類	3	3	3	4
		豆類	4.5	5	5.5	6
		豆製品類	14	16	18	18
		種実類	2	3	3.5	3.5
		緑黄色野菜類	19	23	27	35
		その他の野菜類	60	70	75	82
		果物類	30	32	35	40
		きのこ類	3	4	4	4
		藻類	2	2	3	4
		魚介類	13	16	19	21
		小魚類	3	3	3.5	3.5
		肉類	13	15	17	19
		卵類	5	6	8	12
		乳類	3	4	5	6
		油脂類	2	3	3	4

（備考）1か月間の摂取目標量を1回当たりの数値に換算したものである。

出典：「学校給食摂取基準の策定について（報告）」学校給食における児童生徒の食事摂取基準策定に関する調査研究協力者会議（平成23年3月）

令和の子どもは昭和のパン給食が「うらやましい」

昔は給食といえば毎日のようにパンが出たものですが、このように今やパンの登場回数は激減し、週1回へと変化しています（米どころなど一部地域では米飯を推進していて、もっと回数の少ない場合もあります）。

今の子どもたちに「昔は毎日パン給食だったんだよ」と伝えると「うらやましい！　いいなあ！」と言います。ところが実際に食べていた年代の人はそうは思いません。というのもパンの品質に現在とは大きな差があったからです。

今はスーパーマーケットで売っている大量生産のパンでも小麦の香りが立ち、柔らかくてとても美味しいです。パン屋さんブームも全国で起き、気軽に美味しいパンを買うことができるようになりました。

ところが昭和時代の給食パンは、味や香りが乏しく、パサついていて飲み込みづらく、単体で食べることが難しいものでした。たまにマーガリンが提供される日はラッキーで、少しずつ大切に使いながらなんとか食べきっていたものです。

どうして昭和の給食は毎日パンだったのかは、第3章でご紹介しますが、「ＧＨＱが小麦を援助した」「大型炊飯器を各校に設置する費用がなかった（パンなら工場で一気に焼ける）」「重量が軽いのでごはんよりも配送しやすい」などの理由が後押しとなったためです。

ごはんを主食とした給食は昭和51（１９７６）年に始まります。さらに平成21（２００９）年に文部科学省が米飯給食の推進についての通知を出した結果、ごはんの比率が増え、「パンは週に1回」になったのです。平成25（２０１３）年に和食がユネスコ無形文化遺産に登録されたことも、米飯給食の推進を後押ししました。

基準値は1食ごとではなく1か月の平均で満たす

ここまでで、栄養士はずいぶん複雑なルールのなかで給食の献立を考えているんだな、と思っていただけたかもしれませんが、これは序の口で、栄養士が気にすべきルールはまだまだあります。食品群ごとの充足率と同時に、各栄養素の基準値も満たす必要があるのです。

守るべき基準栄養価は次ページの表の通りです。小学校の給食では児童を3段階に分けています。「児童（6～7歳）」にあたる1・2年生の低学年、「児童（8～9歳）」にあたる3・4年生の中学年、「児童（10～11歳）」にあたる5・6年生の高学年です。

児童又は生徒一人一回当たりの学校給食摂取基準

区分	児童（6～7歳）の場合	児童（8～9歳）の場合	児童（10～11歳）の場合	生徒（12～14歳）の場合
エネルギー（kcal）	530	650	780	830
たんぱく質（%）	学校給食による摂取エネルギー全体の13～20%			
脂質（%）	学校給食による摂取エネルギー全体の20～30%			
ナトリウム（g）（食塩相当量）	1.5未満	2未満	2未満	2.5未満
カルシウム（mg）	290	350	360	450
マグネシウム（mg）	40	50	70	120
鉄（mg）	2	3	3.5	4.5
ビタミンA（μgRAE）	160	200	240	300
ビタミンB1（mg）	0.3	0.4	0.5	0.5
ビタミンB2（mg）	0.4	0.4	0.5	0.6
ビタミンC（mg）	20	25	30	35
食物繊維（g）	4以上	4.5以上	5以上	7以上

出典：「学校給食実施基準」（令和3年文部科学省告示第10号）

カロリー計算は中間の３・４年生を基準にして、１食あたり６５０キロカロリーを目指して作ります。年齢によって必要な栄養量が変わってくるため、そこから０・９掛けした量を低学年の量、１・１掛けした量を高学年と教職員が食べる量として計算します。魚の切り身のサイズやパンの大きさは、区分ごとに３種類用意します。

毎食必ず６５０キロカロリーにするのではなく、「１か月平均で１食６５０キロカロリーに近ければよい」という考え方です。

食品群と栄養素、２つの基準を満たすにはどのくらいの量を食べなくてはいけないのかは、栄養計算をしていくとわかります。

献立作りの難易度はまるでルービックキューブ！

続いて、献立のなかで調理法の重複がないか、バラエティに富んでいるかを逐一チェックします。

砂糖をまぶした揚げパン、鶏肉に衣を付けて揚げた唐揚げなど、食材が変わっても、調理法の「揚げ物」が1食のなかで重複、あるいは日にちが連続していないでしょうか。配慮が必要です。

調理法を変えたとしても、味付けが似てしまってはよろしくありません。魚のみそ焼きが出た次の日にみそラーメンでは「みそ味」が連続してしまいます。醬油味の連続であればそこまで気にならないかもしれませんが、それでも同じ日の献立ならば見た目に差が出るように、薄口醬油と濃口醬油を使い分けるといった工夫をしています。

このようにあらゆる〝連続〟を避けるために、まずは主食と主菜をベースに組み立て、「焼き、揚げ、蒸し、煮込み」など調理法にバリエーションを持たせながら、味付けのバランスも考えていきます。

次に副菜についても同様に整えます。サラダ、和え物、煮びたし、炒め物、蒸し野菜、煮物などさまざまな調理法が考えられます。

気を付けたいのは、調理法が主食・主菜と被らないように組み立てることです。主菜が肉じゃがの時に、副菜を五目豆にしては、煮物＋煮物になってしまいます。主菜が肉じゃがなら、副菜には和え物や炒め物が最適です。

そして主菜が洋風なら、副菜も洋風にすべきです。「ピザトースト＋煮びたし」では、洋と和が混ざってしまいます。ピザトーストの副菜はサラダがベストでしょう。

副菜が整ったら、デザートを考えます。果実類の摂取量の規定から考えると、週に1回はカットフルーツやフルーツポンチなどを提供していく必要があります。生の果物で果実類の充足率を上げつつ、ゼリーなども出すようにすると子どもたちに喜ばれます。

スイートポテトや蒸しパンケーキなど、バターと砂糖を多く使うデザートの日は、エネルギーと脂質の摂取量が大きく増えてしまうので献立の組み合わせに注意が必要です。カレーライスやソースパスタの登場する日には当然出せません。カレーライスの日に、サラダと果物という組み合わせが多いのは、栄養価の面から考えると必然なのです。

時にはマドレーヌやマフィンなどの焼き菓子を焼くこともあります。市販品を用いる自治体もあるかとは思いますが、給食室で焼いた方が安上がりですし、私の勤務している文京区では「給食は原則手作り」という決まりがあるのは前述の通りです。

このように、献立は1日単位で考えるのであればまだ簡単なのですが、1週間、1か月のなかで、主食・主菜・副菜・汁物・デザートの組み合わせを考えるとなると、どうしてもハマらなくなってしまいます。

「この日の主食がわかめごはんなら、次の日に計画していたわかめスープはダメだろう。コンソメスープに変えようか。となると、主菜に考えていたコンソメ味のロールキャベツは変更が必要になる。トマト味にすればいいか。ああ、でも副菜のサラダにはトマトを入れる予定だった……」

こうして「あちらを立てればこちらが立たぬ」という状態に陥ると、ルービックキューブをいじっているような気持ちになります。

さらに難易度を高める「食缶は各クラス1個」の縛り

献立を考える際は、配膳に使う食缶にも悩まされます。

全国的にふつう、食缶は各クラスに原則1個、割り当てられています。すると、たとえばカレーライス・スープ・サラダという献立にしたら、カレーのルウを入れる食缶はあってもスープを入れる食缶がありません。この日はスープをやめて、果物やゼリーにするしかないのです。

　それなら食缶を増やせばいいじゃないかと思われるかもしれませんが、そうすると運搬用ワゴンに乗りきらなかったり、洗浄した食器を入れる熱風消毒保管庫に入りきらなかったりといった新たな問題が起きてしまうため、「食缶は各クラス1個」という制限を頭に入れつつ、献立を調整していきます。

　食品群と栄養素の摂取量を充足させつつ、主食選び、主菜選び、副菜選び、和食、洋食、中華などの料理ジャンルの調整、調理法や食材の重複の調整、食缶使用メニューの調整と、調整をかけるべき箇所は無数にあるのです。

　そのぶん、すべてがうまく組み上がった時は大きな達成感があります。

　少しでも違和感のあるところを「まあいいか」と進めていると、やはりどうしても気になってしまい、直前で変更することもあります。自分の立てた献立をもとに何百食という大量調理がなされ、子どもたちの口に入るものができ上がると考えると、小さな気がかりも見過ごせなくなってくるのです。

豚肉だけで100種類以上もの選択肢がある

次に、でき上がった②の献立構成を、パソコン上の「献立作成ソフト」に入力していきます。これが「③献立詳細の入力」です。献立計画、献立構成、献立詳細……と、似た言葉ばかりでややこしいですが、もう少しお付き合いください。

②で作り上げた献立構成について、どんな食材をどれぐらい使うのかを詳細に入力して、材料の分量を算出していくのがこの段階です。

献立作成ソフトがなかった時代は栄養価をすべて電卓で計算して分量を算出し、紙に手書きしたものです。約20年前、私の学生時代には栄養価を電卓で計算する授業がありました。しかし、今はすべて献立作成ソフトに入力しています。

献立作成ソフトには、自治体が作成した「基本献立」や「標準献立」と呼ばれるデータを読み込ませている場合が多く、そこに前任の栄養士がアレンジを加えたデータが残っています。選択肢から「シチュー」を選べば必要な食材が自動入力され、さらに必要食数を入力すれば、食材の分量が自動算出されるのです。

しかし、実態に合わせて微調整をしなければ美味しい給食になりませんし、基本データにない新しい献立にチャレンジしたい場合も多いので、結局は栄養士自身が手入力をしています。

たとえば、肉じゃがを作るとしましょう。まずは「豚肉」というボタンを選ぶと、部位別、切り方別に100種類以上の選択肢が現れます。みなさんがスーパーマーケットで見かけるのは豚ロース、豚肩ロース、豚バラ、豚こま肉、豚ひき肉、豚もも肉あたりかと思います。ところが献立作成ソフトでは「豚肩ロース」だけで薄切り、せん切り、こま、小こま（ライス用）、しょうが焼き用、脂身付、脂肪なし、などなど14もの選択肢があるのです。

なかには「ホルモン」など、給食にはほとんど登場しないものも選択肢としては入っています。

肉じゃがに最適な豚肉とは、肩肉です。とくに肩のこま肉を使うと、ほどよい脂が付くので、コクを出し、旨味を増すことができます。また、「脂がある」という特質を活かして炒め油を少なく設定できるため、脂質カットの効果も期待できます。このようにただ「豚肉」というだけでも、部位別、切り方別に最適なものを選ぶわけです。

こうした食材の特性についての知識は、栄養士の学校で詳しく教えてくれるわけではないので、先輩に聞いたり納品業者に相談したり、スーパーで食材を買って自分で調理をしたり、本を読んだりして勉強しつつ、実践を重ねて、自分の生きた知識としてストックしていきます。

しかし、このデータは栄養士が学校を異動する時には電子データとして持って行けず(異動先のソフトの種類がたいてい違うので)、全部印刷して持って行き、新任校でまたすべて入力し直すのが一般的です。

白こんにゃくは食物繊維のお助け食材

次に、肉じゃがに使う野菜の検討に移ります。

献立作成ソフトは食材発注書の作成が可能で、品種や産地の指定をすることもできます。何も書かなければ流通量の多い標準的なものが届きますが、料理に合うものを選んで指定することで、より美味しく、ものによっては安く作ることが可能です。

たとえばじゃがいもの場合、品種は「とうや」を希望する旨を記載することがあります。じゃがいもといえば男爵やメークインが代表的な品種ですが、とうやも非常に優れた品種です。大ぶりなので皮がむきやすく、煮崩れない。かつ男爵のような旨味やホクホク感もあって、使い勝手のいいじゃがいもです。

野菜の品種や産地を決めたら、どのぐらいの量を発注するかを検討します。この時に勘案すべきは廃棄率です。献立作成ソフトでは、野菜の皮をむいた時の廃棄率が自動計算されるようになっているので助かります。３キロの人参をレシピに使用したいなら、皮をむいた時の廃棄率は３％なので、人参の発注量は３・０９キロと算出されます。玉ねぎは６％、じゃがいもは10％の廃棄率となり、同様に計算されます。

こうして肉、野菜についての検討を終えましたが、糸こんにゃくも入れることにしましょう。こんにゃくは食物繊維が豊富な食材です。日々の献立に板こんにゃく、糸こんにゃく、白滝を副菜や汁物で入れるようにして、食物繊維の摂取量を上げています。

子どもたちは黒こんにゃくが苦手ですが、白こんにゃくはあまり嫌がられません。これは過去の残食データから見ても明らかです。そのため煮物には白こんにゃくをふんだんに使用しています。

続いて調味料の量を入力したら、ここで栄養価をチェックしてみます。

するとどうでしょう、困ったことにタンパク質が足りていません。試しに豚肉を増やしてみます。１食あたりの使用量を40グラムから60グラムに増やしました。

ところが思ったほどタンパク質の摂取量が伸びてくれません。代わりに脂質とエネルギーの数値が上がってしまいました。さらに豚肉の増量ぶんで予算も跳ね上がっています。

豚肉を増やすという方法は賢いやり方ではないようです。別の方法を探りましょう。

肉じゃがの日の献立は、「ごはん、肉じゃが、青菜の和え物、みかん、牛乳」です。和え物とみかんにはタンパク質食品が入る余地はありません。ごはんにふりかけを足してもよいですが、味付けのしっかりとした肉じゃがは白めしとの相性がよいので、ごはんはそのままにします。そこで肉じゃがに入れられるもので、高タンパク、低脂質、低カロリーなものを探してみます。

幸い、ぴったりなものが見つかりました。高野豆腐です。豆腐を乾燥させた高野豆腐は煮物に合うし、栄養価的にもふさわしい。肉じゃがに入れても味の邪魔をせず、旨味と栄養が出た煮汁を吸ってくれるので、一石二鳥です。さらに高野豆腐に含まれる亜鉛も摂取できるので、一石三鳥にもなります。

足りない食品群と栄養素は副菜で補給

主菜の肉じゃがの数値が整ったので、次に副菜の「和え物」を入力していきます。献立全体の主要栄養価（エネルギー、タンパク質、脂質）は十分になりつつありますが、食品構成のバランスを考えると緑黄色野菜が少なすぎます。そのせいでビタミンとミネラルが足りていません。

そこで、和え物の小松菜を増量し、パプリカ、もやしを足すことにします。食物繊維の補給も考えて、れんこん、ごぼうを入れます。献立作成ソフトを確認すると、野菜を足したおかげでビタミンとミネラルはＯＫ。野菜の摂取量も充足されました。

「標準食品構成表」（77ページ）のなかでまだ足りていないのが、ごまなどの種実類です。ごまは和食と相性がよいので、青菜の和え物に白ごまを入れます。

ビタミンCはみかんから摂ります。この1食だけで考えるとビタミンCが完全に足りているわけではありませんが、月の平均値をねらうならこの量で十分です。そして牛乳でカルシウムも充足できました。

この日の献立には、小魚類や卵類は使われていませんが、別の日の献立で充足させていきます。豆類、種実類、藻類、小魚類は1食で毎回必要量を充足させるのは難しいです。1か月を均《なら》した時に基準値を満たすことを目指して、長いスパンで献立構成を考え、日々の食材を選んでいきます。

いっぽう、野菜やきのこ類は、毎日意識的に摂取しなければ1か月を均しても基準値に達しないため、1日ごとに積極的に盛り込みます。肉じゃがは煮込み料理なので、きのことの相性は良いはず。しめじを入れておきましょう。

献立の詳細が固まってきたところで、避けては通れない予算についての検討に進みます。

１食あたりの予算は地域によって異なりますが、小学生１人あたり２５０〜３００円ほどです。便利なことに、献立作成ソフトには食材の直近の単価が登録できます。価格は毎日変動するものではありますが、だいたいの目安には使えます。たとえば人参は１キロ５００円、鶏肉は１キロ１６５０円と登録しています（２０２３年10月現在）。

食材の使用量を入力すると、自動的に金額も計算されていくので、予算がいくらになるかがわかるのです。予算が高くなりすぎた場合は、給食として適正な価格に収まるよう、近い栄養価の、同じ食品群に置き換えます。

給食の出汁はなぜ強火でゴツゴツ煮出すのか

こうして、ようやく１日ぶんの献立が詳細に決まりました。次にすべきことは、「④調理指示書の作成」です。これを見ればどの調理員でも作れるように、献立作成ソフトに調理法の指示を入力していきます。

「人参は厚めのいちょう切り。玉ねぎはくし形切り。じゃがいもは乱切り。和え物のもやしはよく洗い、小松菜はざく切り。しめじは小房に分ける」

このような感じで、さらに調理の詳しい手順を入力していきます。

1　朝のうちからかつおぶしと昆布を強火で煮たてて出汁を取っておく。
2　回転釜を強火で加熱、炒め油を回し入れてから豚肉と人参を炒める。
3　肉に半分ほど火が通ってから玉ねぎを加えて、肉の色が変わるまで炒める。
4　3のなかに出汁を加えて、強火で加熱、あくを取りながら温度を上げていく。
5　沸騰したところでじゃがいもと調味料を入れて、煮込んでいく。火加減は適宜調整して、じゃがいもの煮崩れに注意する。
6　味見をしつつ、具材の中心温度を測り、配缶（食缶に分配）する。

給食で使う出汁は市販のものを使わず、給食室で大量の昆布とかつおぶしから煮出すのが一般的です。しかし、料理に詳しい方は1を読んで「出汁を強火で煮出すなんて邪道！」と思ったかもしれません。

一般家庭や和食の料理屋では、花かつおという高級な薄削りのかつおぶしを使って、お湯が沸いたらさっと引き上げる繊細なやり方で出汁を取ります。けれど学校給食では予算の関係で、厚削りという分厚く削ったかつおぶしと、さばぶしの厚削りを使用しています。それに、給食は減塩が徹底されているので、出汁が薄いからといって塩や化学調味料を足すわけにはいきません。厚削りを強火でゴツゴツ煮出すと、コクのある美味しい出汁が短時間で取れるのです。

ただし、厚削りを使う栄養士ばかりというわけではなく、私がこれまで同業者に訊《き》いた限りでは厚削り派５割、少し高めのだしパック派４割、そして花かつおを使うこだわり派が１割以下という印象です。

調理指示書では、使用する食器も指定します。「茶碗、お椀、深皿、箸、フォーク、スプーン」などから、この日に使用するものを選びます。すると、当日に調理員が熱風消毒保管庫から出してくれるのです。

調理指示書の作成はとても手間がかかり、眠気との戦いです。私は寝ないように立ってキーボードを打ったりしています。１か月ぶんを作り上げるのに２〜３週間が必要です。

①から④までを１か月ぶん作成したら、「⑤全体の調整」をします。献立作成ソフトで

1か月ぶんの栄養価・食品摂取量を確認して、足りない箇所、逆にオーバーしている箇所があれば基準に見合うように最終の微調整をします。

「④調理指示書の作成」の前に「⑤全体の調整」をしたほうが効率がよいのでは？　と思われるかもしれませんが、調理指示書を作成することで調理現場での負担の多寡がわかり、実現が難しそうなら献立を変える必要があるので、私はこの順番で作成しています。このあたりの順番は栄養士の考えによって違いの出るところです。

これでやっと、1か月ぶんの献立が完成します。

針のムシロ!?　献立構成会議

ここまでの流れに加えて「⑤献立構成会議」がある学校も存在します。

センター方式は配送先の学校すべてで同じものを提供する統一献立[*3]なので、この会議が必要です。自校方式でも自治体によっては統一献立を実施しているところがあるので、献立構成会議が実施されています。次ページに載せたのは、東京都小平市が公開している「献立作成委員会」の議事録です。活発な議論の様子が伝わってきますね。

このように、その月の担当になった栄養士が作成した献立を、複数のメンバーで細部ま

中学校向け学校給食の献立構成会議　議事録

3月分

（栄養士）

（中略）
・3月8日（7日）は、卒業祝いの献立になっています。（赤米ごはん・お祝い沢煮椀）
・3月14日（13日）は、小学校の献立でよく提供していますが、春が近づいている3月なので桜の塩漬けを使用した桜トーストを提供します。
（中略）


【質疑応答】

（委員）3月7日（8日）の日の献立（ガーリックトースト・ポークビーンズ・オニドレサラダ）は、お腹がすいてしまいそうですが何かできないでしょうか。

（栄養士）（パンの日で）腹持ちが良くなさそうなので、工程的に可能であればもう一品提供したい。

（所長）3月は年度末になるので、給食費会計の状況を見ながらになりますが、パンの日にデザートを加えるということも検討してみたいと思います。

（委員長）今の3年生は約2年間弁当給食で、今回の給食は本当に最後の給食という形で食べることになります。ですので、学校の卒業式の関係から終わりの日が違うと思いますけど、できましたら3月の最後のあたりで、3年生が小平の給食良かったなと思えるとありがたいと思います。

（委員）3年生に「リクエストドリンク」というものを以前やっていたと思いますが、また実施できないでしょうか。3年生だけで、一日分の飲み物を集計するということであれば、学校で実施できると思います。

（所長）学校で希望の飲み物の数量を集約してもらえるのであれば、3年生だけ実施したいと思います。

出典：「令和4年度第2回小平市献立作成委員会会議要録（抜粋）」小平市公式サイト

で見て、検討会議を行ないます。考えに考え抜いてやっとでき上がった献立でも、ここで意見を出し合い、「現実的に可能かどうか」「栄養面で足りない部分はどう補うか」などを詰めていくのです。

献立を栄養士1人で決められないぶん、多少のもどかしさがありますが、大勢で確認をしているので間違いのない献立になる安心感もあります。先輩方の意見を聞いたり、教えてもらったりすることができるので、栄養士としての成長も期待できます。

一方、栄養士が1人配置されている自校方式の学校では、独自の献立を立てられるのでやりがいが大きい半面、献立の内容に偏りが出る懸念や、似た献立を使い回してしまう傾向もあります。栄養士はそのデメリットを認識し、献立作成のスキルを伸ばすために自己研鑽に努める必要があります。

バズる「給食だより」まで登場

「⑥給食だよりと献立表の作成」に進みます。両面印刷で片面に給食だより、片面に献立表が載っているのが一般的です。

栄養士は学級担任にはなれないため、児童生徒や保護者の方に直接思いを伝えることのできる機会は多くありません。貴重な発信の機会が、毎月の給食だよりです。

新人栄養士や異動したてで忙しい栄養士のために、すでに完成されている給食だよりを毎月送ってくれる出版社もあります。ただ、自前の給食だよりは作成の負担こそ大きいものの、今月のおすすめ給食や健康コラム、レシピなど、伝えたいことを自由に書けるので、手作りしている栄養士が多いです。

かく言う私も給食だよりを手作りしていて、「まつまる栄養士の〝マニアックな給食話〟」というコラムを掲載しています。「こだわりのお玉を買い替えました」「旅行先に美味しいものがあったので3回注文して研究しました。来月の給食に登場！」などと書いています。

ある月は給食回数が多くて献立表に両面を使わなければならず、給食だよりのスペースがなくなってしまいました。献立表だけを配布したところ、保護者からこんな電話が。

「松丸先生の給食だよりを私も娘も毎月楽しみにしています。もしかしてずいぶんとフランクに書かれているので、どこかから圧力がかかったんじゃないかと心配になって。応援しています、続けてください！」

思わず噴き出してしまいました。圧力はないのでご心配なく。それくらい保護者も子ど

筆者作成の「給食だより」（令和5年1月31日付）

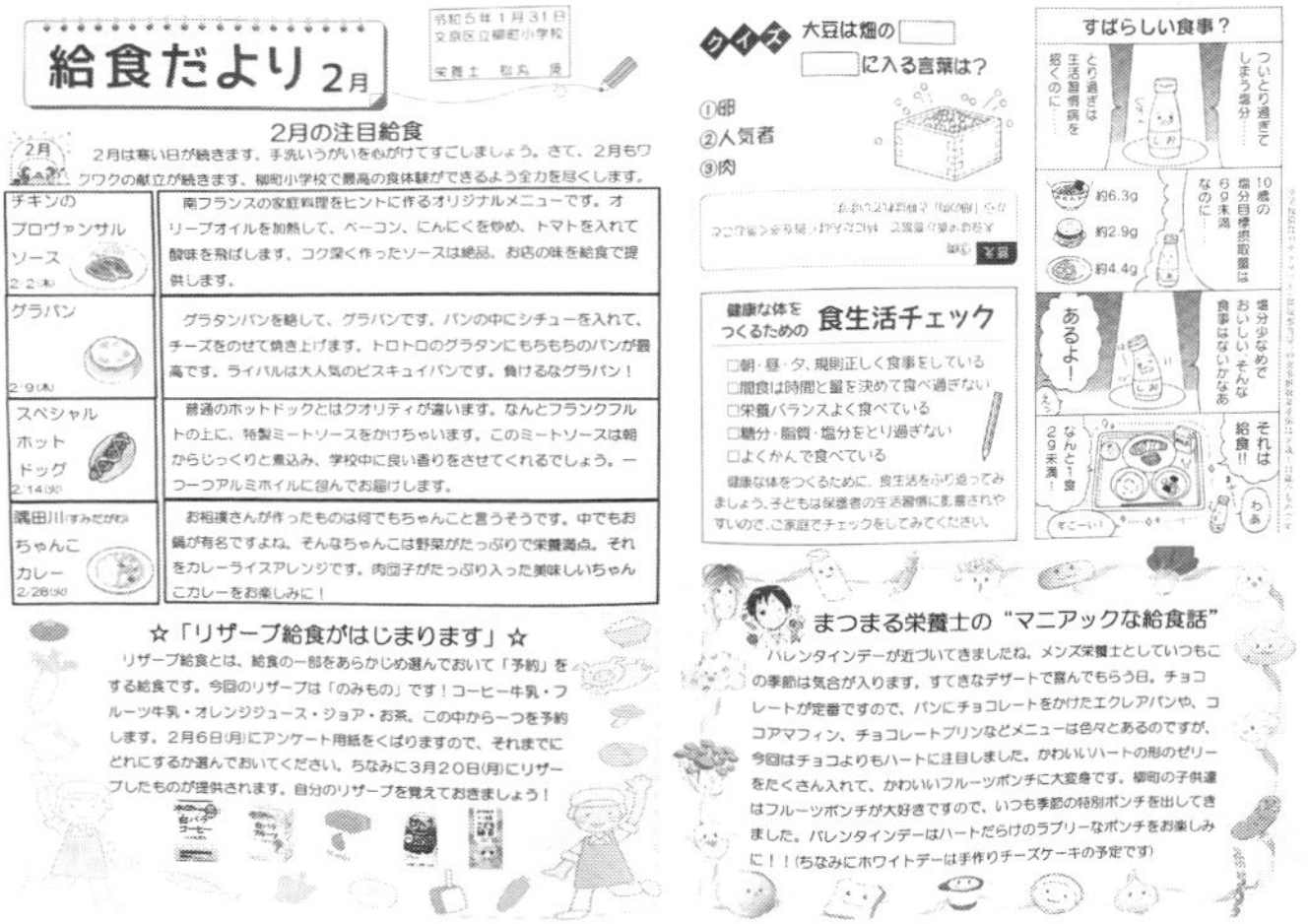

給食だより 2月

令和5年1月31日
文京区立柳町小学校
栄養士　松丸　奨

2月の注目給食

2月は寒い日が続きます。手洗いうがいを心がけてすごしましょう。さて、2月もワクワクの献立が続きます。柳町小学校で最高の食体験ができるよう全力を尽くします。

チキンのプロヴァンサルソース 2/2(木)	南フランスの家庭料理をヒントに作るオリジナルメニューです。オリーブオイルを加熱して、ベーコン、にんにくを炒め、トマトを入れて酸味を飛ばします。コク深く作ったソースは絶品。お店の味を給食で提供します。
グラパン 2/9(木)	グラタンパンを略して、グラパンです。パンの中にシチューを入れて、チーズをのせて焼き上げます。トロトロのグラタンにもちもちのパンが最高です。ライバルは大人気のビスキュイパンです。負けるなグラパン！
スペシャルホットドッグ 2/14(火)	普通のホットドックとはクオリティが違います。なんとフランクフルトの上に、特製ミートソースをかけちゃいます。このミートソースは朝からじっくりと煮込み、学校中に良い香りをさせてくれるでしょう。一つ一つアルミホイルに包んでお届けします。
隅田川(すみだがわ)ちゃんこカレー 2/28(火)	お相撲さんが作ったものは何でもちゃんこと言うそうです。中でもお鍋が有名ですよね。そんなちゃんこは野菜がたっぷりで栄養満点。それをカレーライスアレンジです。肉団子がたっぷり入った美味しいちゃんこカレーをお楽しみに！

☆「リザーブ給食がはじまります」☆

リザーブ給食とは、給食の一部をあらかじめ選んでおいて「予約」をする給食です。今回のリザーブは「のみもの」です！コーヒー牛乳・フルーツ牛乳・オレンジジュース・ジョア・お茶。この中から一つを予約します。2月6日(月)にアンケート用紙をくばりますので、それまでにどれにするか選んでおいてください。ちなみに3月20日(月)にリザーブしたものが提供されます。自分のリザーブを覚えておきましょう！

クイズ　大豆は畑の［　　］
［　　］に入る言葉は？
①卵
②人気者
③肉

健康な体をつくるための　食生活チェック

□朝・昼・夕、規則正しく食事をしている
□間食は時間と量を決めて食べ過ぎない
□栄養バランスよく食べている
□糖分・脂質・塩分をとり過ぎない
□よくかんで食べている

健康な体をつくるために、食生活をふり返ってみましょう。子どもは保護者の生活習慣に影響されやすいので、ご家庭でチェックをしてみてください。

すばらしい食事？

ついとり過ぎてしまう塩分……
とり過ぎは生活習慣病を招くのに……
10歳の塩分目標摂取量は6g未満なのに……
約6.3g
約2.9g
約4.4g
塩分少なめでおいしい、そんな食事はないかなあ
あるよ－！
それは給食!!
なんと1食2g未満！
わあ
すごーい！

まつまる栄養士の“マニアックな給食話”

バレンタインデーが近づいてきましたね。メンズ栄養士としていつもこの季節は気合が入ります。すてきなデザートで喜んでもらう日。チョコレートが定番ですので、パンにチョコレートをかけたエクレアパンや、ココアマフィン、チョコレートプリンなどメニューは色々とあるのですが、今回はチョコよりもハートに注目しました。かわいいハートの形のゼリーをたくさん入れて、かわいいフルーツポンチに大変身です。柳町の子供達はフルーツポンチが大好きですので、いつも季節の特別ポンチを出してきました。バレンタインデーはハートだらけのラブリーなポンチをお楽しみに！！(ちなみにホワイトデーは手作りチーズケーキの予定です)

も楽しみにしてくれているんだな、やっていてよかったなと心底思いました。

近年は学校ホームページやSNSで、給食だよりの内容を発信している学校もあり、〝バズる〟給食だよりもあります。

ただし給食だよりや献立表は、栄養士が作ったとはいえ学校の所有物という扱いになるので、学校側に許可をとって学校のアカウントからネット上にアップするという手順が必要です。

教材として利用できるレベルの献立表が理想

もう片面の献立表について、何かルールは存在するのでしょうか。

実は、国からの明確な指針はないので、自治体によりけりです。献立名のみをシンプルに羅列する学校は少なくなっている傾向で、「風船やハートマークのなかに日付と献立名を書く」など、見た目の工夫をしている学校をよく見かけます。

ただ、それだけではどのような食材が使われているのか、栄養価はどのぐらいか、わからないことも多いです。できればもう少し情報を盛り込みたいところです。どの料理にどんな食材が使用されているかが献立表を見るだけでわかれば、とても丁寧な献立表になります。

近年多くの自治体で「使用する全食材」と「栄養価（エネルギー、タンパク質、脂質、塩分の量）」については載せるようになってきました。

これには２つの理由があります。食物アレルギー対応が必要な子どもたちが年々増加していることと、詳細な献立表は資料として授業に活用できるからです。食物アレルギー対応の詳細は第４章で述べます。

献立表が活用できる授業は多くあります。「季節の食べ物を知ろう（生活科）」「地域の

日	曜日	献立	飲み物				栄養価
6	火		牛乳				食塩相当量 2.0g
		いなかふうスープ		豚肉、高野豆腐	油	しょうが、にんじん、キャベツ、玉ねぎ	脂質 29.5g
		レモンドレッシングサラダ			砂糖、油	きゅうり、キャベツ、もやし、パプリカ、にんじん、こまつな、とうもろこし、玉ねぎ、レモン	タンパク質 25.6g
		ビスキュイパン		たまご	ミルクパン、バター、砂糖、アーモンド粉、薄力粉		エネルギー 605kcal
7	水	みそしる	牛乳	さば厚削り節、だし昆布、油揚げ、わかめ、白みそ、赤みそ	あられ麩	長ねぎ、玉ねぎ	食塩相当量 2.1g
		やさいのしおこんぶあえ		なると、塩昆布、かつおぶし	白ごま、砂糖	キャベツ、きゅうり、こまつな、もやし、にんじん	脂質 18.5g
		さかなのうまみやき		しろさけ、だし昆布	砂糖、でんぷん		タンパク質 26.7g
		こまつなごはん			白米		エネルギー 602kcal
8	木		牛乳				食塩相当量 1.8g
		アップルポムポム		ヨーグルト、たまご	薄力粉、バター、アーモンド、砂糖、油、粉糖	にんじん、りんご	脂質 26.7g
		キャベツのごまあえ		焼き竹輪、かつおぶし	白ごま、砂糖	キャベツ、ほうれんそう、もやし、にんじん	タンパク質 25.9g
		スパゲッティトマトソース		ベーコン、豚肉	スパゲッティ、油、薄力粉、砂糖	にんにく、しょうが、玉ねぎ、にんじん、セロリ、ぶなしめじ、ほうれんそう、トマト	エネルギー 703kcal
9	金	みそしる	牛乳	さば厚削り節、だし昆布、油揚げ、わかめ、白みそ		長ねぎ、玉ねぎ	食塩相当量 2.1g
		ほうれんそうのごまいためめ		焼き竹輪、かつおぶし	白ごま、ごま油、砂糖	キャベツ、こまつな、もやし、にんじん、ほうれんそう	脂質 22.4g
		しかくいつくねやき		豚肉、鶏肉、豆腐、白みそ、たまご	砂糖、パン粉、でんぷん		タンパク質 30.6g
		ごはん			白米		エネルギー 617kcal

筆者作成の「献立表」

日		1				2				5			
曜		木				金				月			
献立名		ガーリックトースト	ホワイトシチュー	かいそうサラダ		ジャージャンライス	やさいとおまめのにもの	オレンジゼリー		とりごもくまぜごはん	さいきょうみそしる	スイートポテト	
飲み物		牛乳				牛乳				牛乳			
使用食材名	赤の仲間：血や肉になる		ベーコン、豚肉、牛乳	海草ミックス		だし昆布、豚肉、生揚げ、白みそ、赤みそ、八丁みそ	鶏肉、ひよこまめ、油揚げ	寒天		だし昆布、鶏肉、油揚げ	さば厚削り節、だし昆布、豚肉、油揚げ、豆腐、白みそ、西京みそ	クリーム（乳脂肪）、卵黄	
	黄色の仲間：働く力になる	食パン、バター	油、じゃがいも、薄力粉	ABCマカロニ、砂糖、油		白米、油、砂糖、でんぷん、ごま油	油、緑豆はるさめ、砂糖	砂糖		白米、油、さつまいも、砂糖	油、こんにゃく	さつまいも、バター、砂糖	
	緑の仲間：体の調子を整える	にんにく	玉ねぎ、にんじん、えだまめ	キャベツ、もやし、にんじん、きゅうり、パプリカ、玉ねぎ、トマト		しょうが、にんにく、にんじん、キャベツ、長ねぎ、チンゲンツァイ	にんじん、だいこん、ごぼう、しょうが	バレンシアオレンジ濃縮還元ジュース		人参、ごぼう、ほんしめじ、こまつな、ほうれんそう、長葱、えだまめ、細ねぎ	人参、大根、白菜、長ねぎ、細ねぎ		
栄養価		エネルギー 601kcal	タンパク質 23.0g	脂質 28.5g	食塩相当量 2.1g	エネルギー 694kcal	タンパク質 25.9g	脂質 21.4g	食塩相当量 1.9g	エネルギー 707kcal	タンパク質 23.2g	脂質 25.7g	食塩相当量 1.9g

産業（社会科）」「特色ある地域（社会科）」「まかせてね今日の献立（家庭科）」「食べ物3色食品群（特別活動）」などです（単元名は地域の教育委員会によって違いがあります）。

　こうした授業で教材として活用することまで考えると、献立表はさらに詳細な表記になるのです。たとえば3色食品群の授業では、小学1年生のうちから、食物の働きを知る授業を行ないます。「赤：血や肉になる」「黄色：働く力になる」「緑：体の調子を整える」という3区分に分けて、給食に使われている食材の働きを理解してもらいます。

「肉じゃがに使われている肉は〈赤〉に含まれるから体を作るんだね。主食のごはんは〈黄色〉に含まれるから、体を動かすエネルギーのもとになる。野菜は〈緑〉に含まれるから体の調子を整えるんだよ」というように説明します。

　3色が1日の献立のなかでバランスよく配置されているかを、確認していくのです。ですから「この食品は3色食品群のうち、どこに当てはまるか」が献立表にも明記されていると、子どもにとって非常にわかりやすい資料になります。

　栄養教諭制度[*4]が推進されて、食に関する指導が必須となっていくなかで、献立表はこのように授業にも活用できるものになりました。

　ただし、こうしてでき上がった献立表を、栄養士が独断で児童生徒に配布することはで

3色食品群

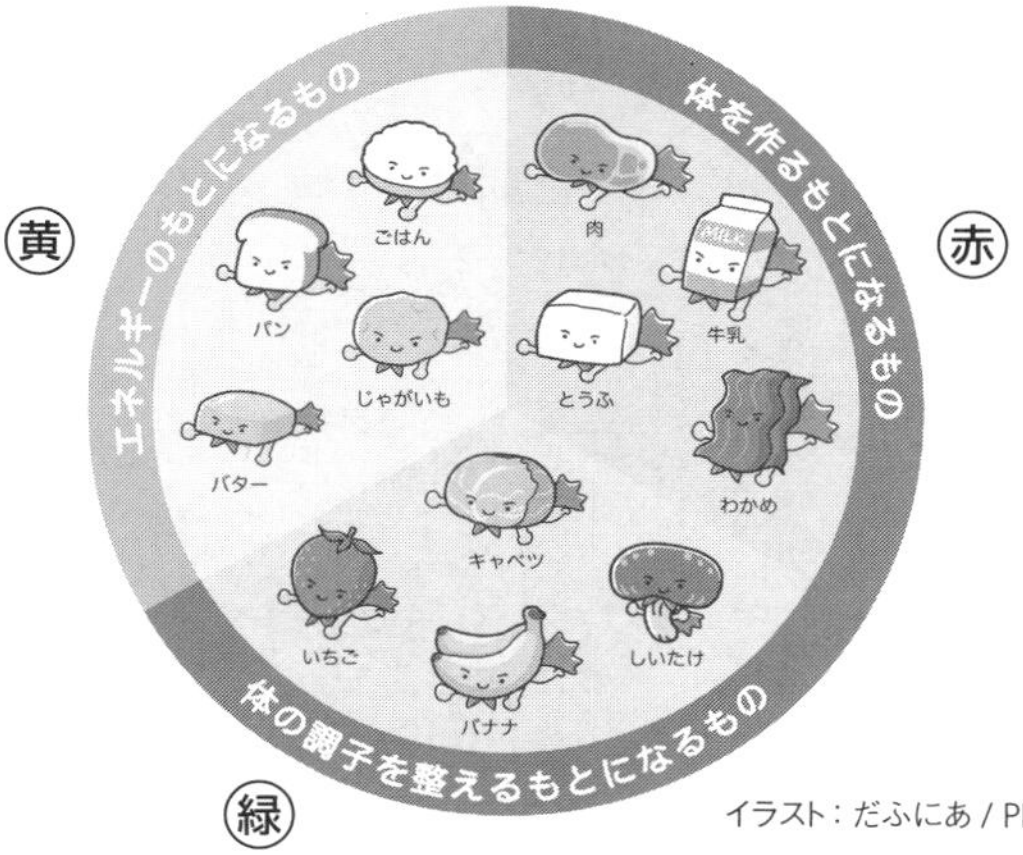

イラスト：だふにあ / PIXTA

きません。「⑦管理職による決裁」が必要です。主幹教諭、副校長、校長の順で確認を得て印鑑をもらうのですが、チェックの間に献立内容に×印が付くこともあります。

食事内容を充実させることも責務のうち

このように、国が定めた栄養価や食品構成の基準を満たす給食作りだけでも難しいのですが、さらに給食を、授業での指導に結び付けることや、食習慣や正しい知識の獲得に活用することが求められています。

それは、給食のもつ可能性に大きな期待がかけられているからです。アメリカやヨーロッパの給食のようにブッフェスタイルで自由に献立を決められる方式と違い、栄養士が考えた献立を、ある意味強制的に食べるというのが日本式給食です。だからこそ「この給食で地域の食材について学べる」「この献立で食べ物の旬を知ることができる」といった「ねらい」を設けることができるのです。

考えてみれば、一般の授業も「なんとなく」で教えているわけではありません。学習指導要領に照らし合わせて「この授業にはこういうねらいが設定されていて、授業を通してこうなってほしい」という目標があり、評価と課題につなげていく。

給食もそうした授業と同じように行なうことが望ましいとされ、知識や食習慣の面でも児童生徒の成長に寄与することが期待されているのです。

＊1―学校給食法　給食を運営する上で基本となる法律。昭和29（１９５４）年6月に制定され、学校給食の目的や目標、国庫負担であることなどが明確になった。平成20（２００８）年6月に大幅改正、平成21（２００９）年4月から施行。改正に伴い、学校給食を教育の一環として実施していくことが明確にされた。第8条で「学校給食実施基準」が、第9条で「学校給食衛生管理基準」が規定されている。

＊2―学校給食の標準食品構成表（標準食品構成表）　さまざまな食品の1か月間の摂取目標量を、1回あたりの数値に換算し、一覧にした表のこと。児童生徒が各栄養素をバランスよく摂取しつつ、多様な食に

触れられるようにすることがねらい。「児童又は生徒一人一回当たりの学校給食摂取基準」（80ページ）を踏まえて作成されている。

＊3―統一献立　献立には、自治体内の学校が基本的に同じものを食べる「統一献立」と、調理場（学校）ごとに献立が異なる「独自献立」の2種類がある。

＊4―栄養教諭制度　平成17（2005）年から始まった新しい資格制度。筆者も取得済み。

コラム

過酷すぎた「2週間揚げパン生活」

ある日の休み時間に廊下を歩いていたら、小学2年生の子どもたちが掲示板の献立表を眺めているところでした。「今日、揚げパンだね」と話しかけたら、みんなが楽しみだと言って嬉しそうな顔を見せるなか、沈んだ顔の男の子がいます。

「揚げパンは胃にもたれるんだよなぁ……」

おっさんかよ！　と心のなかでつっこみました。

でも、男の子はどうしてそんなことを言うのでしょう。給食室に戻って調理員のみなさんが揚げパンを作るところを見ていたら、「なんとなく」の手順が多いことに気が付きました。パンを温まった油に入れて、こんがりと色づいたら油からすくい上げ、どさどさと積み上げていきます。

「下のほうのパンは油を吸い放題で、けっこう、もたれるかも……」

これは揚げパンの正しいレシピを作らなきゃいけない、と決意しました。

それからは自宅でひたすら揚げパン生活です。大量の油とパンを買い込み、揚げ物鍋をいくつも用意して、タイマーとストップウォッチと温度計を駆使して、最適な揚げ時間と温度と揚げ方を探しました。家じゅうが油でベタベタになりましたし、1日何本もの揚げパンを食べ続けるのはさすがにきつかった。この過酷な生活を2週間ほど続けました。

その結果、「高温でくるくる回すように揚げると必要以上に油を吸わない」ということがわかりました。200℃で揚げ時間1分が基本で、気温やパンの状態によって微調整をします。

このレシピを調理員の方にお伝えすると、「そんな高温でいいんですか？」と驚かれます。これまでは170～180℃で揚げている人が多かったのです。揚げ時間もバラバラだったので、きちんと温度計とタイマーを使って計ることを徹底してもらいました。

また、揚げたパンが重なるのを避けるため、「30個ずつ揚げる」と個数を決めました。揚がったらザルにあけて油を切り、それをすぐに粉の入ったタライに移し、調理員が粉付けをします。揚げパンの粉付けは熱くてとても大変です。トングを使うとパンに傷が付く上にうまく粉が付かないので、調理員は軍手をして、その上からニトリル手袋をして作業をしています。

こうして、サクッとしていて周りがほんのちょっとジュワッ、なかはふわふわという最高の揚げパンが作れるようになりました。

あの男の子に「今度の揚げパンどうだった?」と聞いたら、「うん、これならもたれない!」と、ニコニコ答えてくれました。

第3章
給食、その激動の歴史

時代に翻弄された、日本の学校給食

世界の給食は、18世紀のヨーロッパで始まったと言われています。

日本では19世紀の終わりから給食が始まり、１３０年が経った今では日本の給食は栄養バランスのよさや徹底した衛生管理、安全な調理の仕組みなどさまざまな点で世界の称賛を浴びています。こうした日本の給食システムを開発途上国に伝え、現地の子どもたちの健康と成長に貢献している日本企業もあるほどです。

このように世界に誇れるまでになった日本の給食制度ですが、戦争によって一時中止されるなど、時代に翻弄されてきた歴史があります。

この章では、給食が今の姿になるまでにどんな変遷を辿ったのか、給食の過去から最前線までをご紹介していきます。みなさんが給食を食べていた時代を思い出しながら、ぜひご覧ください。

始まりはお坊さんが出した無料の食事

明治22（1889）年　日本初の給食

日本の給食は山形県西田川郡鶴岡町（現・鶴岡市）の私立忠愛《ちゅうあい》小学校で始まりました。大督寺《だいとくじ》という寺のなかに立てられた学校です。当時は貧しい家も多く、学校に弁当を持参できない子もいました。そこでお坊さんが貧しい子どもたちのために週６日、無料で食事を出すようになったのが、日本での給食の始まりです。
〈献立例：おにぎり、塩鮭、菜の花の漬け物〉

大正12（1923）年　関東大震災

９月１日、マグニチュード７・９と推定される激震が関東一帯を襲いました。東京市域の住民２５０万人中１５０万人が家を失う甚大な被害が発生、折しも大正９（１９２０）年頃から第一次世界大戦の戦後恐慌が続く状況のなかでの大震災だったこともあり、栄養失調の子どもが巷にあふれました。

10月、文部省は子どもたちの飢餓を防ぐため、給食を出すことを奨励します（文部次官通牒「小学校児童の衛生に関する件」）。これによって、給食は全国に広まり始めました。

〈献立例：五色ごはん（ひき肉、里芋、野菜）、栄養みそ汁〉

昭和14（1939）〜20（1945）年　日中戦争・第二次世界大戦

戦争が長引くにつれて物資不足や食糧事情の悪化のため、給食を中止する学校が増えました。給食を続けている学校でも十分な量で実施できていたわけではありません。すいとん（小麦粉の生地をひと口大にして、だし汁やみそ汁で煮込む料理）をわずかに出せるくらいでした。具は大根のみの場合や、具なしの「生地だけすいとん」ということもよくありました。

〈献立例：すいとんのみそ汁〉

戦後、アメリカの援助で再開

昭和21（1946）年　戦後の学校給食開始

11月、ララ物資３５０トンを積んだ船が横浜港に到着します。ララ物資とは、アメリカの民間団体 Licensed Agencies for Relief in Asia（アジア救援公認団体、通称ＬＡＲＡ）がこの時から昭和27（１９５２）年6月まで日本に送り続けた救援物資のことです。３５０トンのうち75トンは学校給食用の脱脂粉乳、スープの素、ソーセージなどでした。

12月24日、東京市麹町区（現・東京都千代田区）の永田町国民学校でララ物資の贈呈式が行なわれ、この日が「学校給食感謝の日」と定められました。食糧難のなか、アメリカの民間団体から贈呈された物資で給食が再開されたのです。ただしこの時、主食はありませんでした。

「学校給食感謝の日」は冬休みと重なってしまうので、昭和25（1950）年度からは、1月24日から30日までの1週間を「学校給食週間」とすることになり、現在も続けられています。

〈献立例：鮭缶詰と輸入ほうれん草のみそ汁、脱脂粉乳〉

昭和24（1949）年　ユニセフ給食の開始

10月、ユニセフ（国際連合児童基金）から脱脂粉乳の寄贈を受けて、「ユニセフ給食」が開始されます。当時は栄養価の高い脱脂粉乳こそ子どもたちの健康な成長に必要だと考えられ、脱脂粉乳が奨励されていたのです。お湯に脱脂粉乳を溶かしたものが出されましたが、うまく混ざりきらずに粉っぽかったり、冷めると膜を張って飲みづらかったり、かといって大鍋で温めると底に沈殿して焦げたりしたため、子どもたちと教員・調理員を悩ませました。

食器はアルマイト製のもので、高温で消毒できるという利点がありましたが、熱伝導率が高いために熱いものを入れると手で持てない、口を付けられないなどの問題も生じました。この時もまだ主食はありません。
〈献立例：トマトシチュー、脱脂粉乳〉

昭和25(1950)年　大都市で完全給食が初実施

7月、8大都市（東京都・京都市・大阪市・横浜市・名古屋市・神戸市・広島市・福岡市）の小学校児童に対し、アメリカから寄贈された小麦粉による完全給食が実施されます。完全給食とは、主食（パン）、おかず、ミルク（脱脂粉乳）の3点が揃った給食のスタイルをいいます。ようやく給食に主食が戻ってきました。

なるほど、アメリカからの救援物資が小麦粉だったから、戦後の給食はパン食が定着したのですね。しかし、これはアメリカの小麦戦略でもあったのです[*1]。

完全給食を全国の小学校に拡大するべく、文部省がＧＨＱにお伺いを立てたところ、「日本政府が今後ともこの完全給食（パンとミルクを主にした完全給食）を強力に推進する確約をしなければ許可しがたい」との返答でした。折しもアメリカでは農産物の過剰在庫が問題となりつつあって、小麦の輸出先が必要だったのです。

これに対し、政府は10月、学校給食について「日本政府は将来この育成に努力を払う」という閣議了解事項をGHQ側に伝え、以後この約束に縛られることになります。こうして給食を通じて日本人にパン食が定着し、小麦を大量消費する国民となる下地が作られていった面があるのです。

〈献立例：コッペパン、マーガリン、コロッケ、せん切りキャベツ、ポタージュ、脱脂粉乳〉

財政難による存続の危機

昭和26（1951）年　再び給食存続の危機

2月、完全給食が全国市制地にて拡大実施されました。

しかし、9月にサンフランシスコ講和条約の調印に伴い日本は独立国となったため、給食用物資の財源であったガリオア資金（アメリカの占領地域救済政府資金）が、調印に先立って6月末に打ち切られてしまいます。アメリカから無償で提供されていた小麦粉の提供も終わりました。

アメリカとの間に「パンとミルク」による学校給食の継続を約束していた日本政府は、それらの物資を早急に調達せねばなりません。政府は全額国庫負担で小麦と脱脂粉乳をアメリカから購入することで、学校給食の継続を図ろうとします。

とはいえ財政難のなかでのこの方針について、池田勇人大蔵大臣は「給食の国庫負担は打ち切って、給食費は父兄が負担すべし」と主張し、文部大臣以外のほとんどの閣僚がこれを支持しました。ようやく再開できた戦後の学校給食が、再び存続の危機にさらされます。

これを受け、学校給食の継続を要望するPTAの運動が全国的に展開されました。

昭和27(1952)年 完全給食が全国の小学校で実施

前年の池田大蔵大臣による「給食の国庫負担打ち切り」に文部省がなんとか抵抗し、小麦粉の費用の半分を国庫が負担することに決まります(残り半分は保護者の負担)。

4月からは完全給食が全国の小学校で実施されました。しかし食材を十分に揃えるのは難しいため、少ない食材で作れて栄養価の高い、カレーやシチューやおでん、肉じゃがのような煮込み料理がよく提供されました。

くじら肉が給食に登場し始めるのもこの頃です。捕鯨が推進されており、くじらが安価だったのです。当時は魚、鶏肉、豚肉より安価でした。

〈献立例：コッペパン、ジャム、くじら肉の竜田揚げ、せんキャベツ、脱脂粉乳〉

昭和29（1954）年　学校給食法が施行。揚げパンの誕生

６月、今日に続く学校給食法が施行されます。これによって学校給食に明確な法的根拠が与えられました。学校給食の目標、経費の負担区分、給食の開設に必要な施設・設備に対する国の補助等が明文化されたのです。第４章で詳しく見ていきましょう。

この年、ＰＬ４８０法（１９５４年農産物貿易促進援助法）がアメリカで成立し、これを受けて日本はアメリカと協定を結びました。アメリカが小麦と脱脂粉乳の援助をする条件として、日本は昭和31（１９５６）年から４年間にわたり、年間18万５０００トンのパン給食を続けることを義務付けられます[*1]。

その結果、製パン工場でパンが大量に作られ、給食の主食として安定的にパンが供給されるようになりました。

給食の話で一番よく出る話題といえば、揚げパンではないでしょうか。昔は休んだ児童

の給食のパンを、級友がその児童の自宅に届けることがよくありました。

「それではパンは硬くなり、美味しくなくなってかわいそうだ」ということで、東京都大田区の調理員が、パンを油で揚げて砂糖をまぶしたのが、揚げパンの始まりと言われます。

特別に油や砂糖を使っていて、しかもそれを調理員が率先してやってあげているというのは現代の厳しい衛生管理ではあり得ない行為ですが、この方のおかげで給食の定番とも言える代表的なレシピが生まれたと思うと感慨深いものがあります。

脱脂粉乳時代の終焉

昭和33(1958)年　牛乳の供給が始まる

文部省より「学校給食用牛乳取扱要領」が通知され、1月から一部の地域で脱脂粉乳に代わり国産の牛乳が供給され始めます。牛乳の登場は非常に喜ばれました。単純に美味しいのと、「パン給食が食べやすくなる」というのがその理由です。
〈献立例：コッペパン、マーガリン、ぶどう豆、月見フライ、せん切りキャベツ、脱脂粉乳〉

昭和38（1963）年　ミルク給食論争

給食用のパンに使う小麦粉を利用してソフト麺が作られ、全国的に流通し始めます。また、パンもこれまではコッペパンが定番でしたが、昭和30年代の終わり頃から、ぶどうパンなどの加工パンや調理パンが登場します。

そんななか、多くの児童生徒たちが、脱脂粉乳への不満をいよいよ募らせるようになりました。「下痢を起こしやすく、味も非常に悪い」というのがおもな理由です。「給食時には、学校近辺のドブは、子どもが捨てたミルクで白く濁るとさえいわれた」のです[*2]。

そのような世相を受け、ＮＨＫラジオの健康相談を担当していた医事評論家・石垣純二氏が毎日新聞に「脱脂粉乳を返上しよう」と投書します。自民党政務調査会が、給食用脱脂粉乳への予算を12億円から40億円に引き上げる件を発議したことに対する提言でした。

「脱脂粉乳はミルクからバターを抜きとったカスであり、栄養も乏しい。吸湿性が強くて細菌の培養地みたいなもので、輸入に熱心な政治家が学校給食に目を付けて利用したもの」というのが、提言の主旨です。これをきっかけに、いわゆる「ミルク給食論争」が勃発しました。石垣氏が論争の顚末を「週刊現代」に寄稿しています。

それによれば、石垣氏の提言に対し、文部省の学校給食課長である臼井亨一氏が、同じ投書欄で「我が国の牛乳生産状況から、栄養に必要なミルクは脱脂粉乳に頼るほかない」との主旨で反論します。

対する石垣氏は臼井氏にテレビ討論を呼びかけ、実現させました。討論会では10人ほどの子どもたちが集められ、アナウンサーが「このなかでミルクの好きな人」と問うと誰も手を挙げず、「嫌いな人」の問いには3分の2が手を挙げ、「好きでも嫌いでもない人」には残りの3分の1の手が挙がったそうですが、このシーンは放送でカットされたと石垣氏は手記で憤りを見せています。

学校給食課の専門職員・茂木《もてぎ》専枝《のりえ》氏は石垣氏と公開討論をしたことがあり、のちに茂木氏は当時のことについて、「脱脂粉乳よりも牛乳が美味しいというのは正論」と石垣氏の主張を認めつつも、「当時の日本の酪農は給食に牛乳を安定供給できるような状態ではなかった」と述懐しています[*3]。

〈献立例：コッペパン、マーガリン、マカロニサラダ、スティックフライ、脱脂粉乳または牛乳〉

昭和39（1964）年　国産牛乳の年間供給が決定

8月、文部・農林両事務次官より「学校給食用牛乳供給対策要綱」が各都道府県知事・教育委員会へ通達されます。これにより、ついに年間を通して学校給食に国産牛乳を提供することが決まりました。

脱脂粉乳の提供が終わった時期には諸説ありますが、全国の学校給食で、昭和47（１９７２）年度には牛乳97%、脱脂粉乳３%の割合になりました。[*4]

牛乳の提供が始まった頃は、１８０ミリリットルの瓶入りが主流でした。しかし、昭和45（１９７０）年頃には２００ミリリットルの瓶入りが主流となり、その後三角錐の紙パック入りを経て、昭和50（１９７５）年以降は四角い紙パック入りが定番となります。

昭和45年度は、給食で出される牛乳の約90%が瓶入りでしたが[*5]、令和元（２０１９）年には、瓶入りが約15%、紙パック入りが約85%となっています。[*6]

瓶入りよりも紙パックのほうが、メーカー側としては回収と洗浄の手間が省けて利点が多かったのです。子どもたちの反応は、ストローで牛乳を飲めることを喜ぶ子もいれば、瓶のほうが好きだったという子もいました。

〈献立例：揚げパン、おでん、牛乳〉

待ち望まれた米飯給食の開始

昭和51(1976)年　給食の主食にごはんが登場

４月、学校給食に米飯が正式に導入されます。

実は児童や保護者らから「給食の主食をごはんにしてほしい」という要望はかなり前から高まっていました。これを受け、すでに昭和37（１９６２）年、保健体育審議会から文部大臣に対し、「学校における国内産米の利用について」の答申が行なわれています。[*7]

にもかかわらず米飯給食の実現に14年もかかった最大の理由は、給食現場でごはんを炊く設備自体がなかったからです。また、食器もひとつ多く必要になるので、国の助成金なしには実現できませんでした。

それなのに、なぜ今度は米飯給食が推し進められたのでしょうか。

戦後の復興期に不足していた米は、品種改良が進められた結果、大量に収穫できる品種が開発され、昭和42（１９６７）年頃になると供給過剰に陥りました。米余りを解消するために米飯給食が注目され、大型炊飯器の整備が推進されたというわけです。

また、食器は１９７０年代から、軽くて扱いやすく、熱が伝わりづらいポリプロピレン製に移行する学校が増えていきます。

〈献立例：カレーライス、牛乳、塩もみ、バナナ、スープ〉

昭和63(1988)年　ランチルームが登場

少子化の影響で学校に空き教室が出始めました。そこをランチルームとして活用したり、食育の授業やテーブルマナーを給食で学ぶ際の教室として利用したりする動きが増え始めます。

たとえば現在ではさまざまな自治体の小学校で、鍋を囲んで食べる「鍋給食」を実施しています。テーブルごとにカセットコンロと鍋をセットし、児童が育てた野菜を鍋にして食べるという取り組みです。全校児童を対象にするとカセットコンロや鍋を用意する予算が大変ですが、ランチルームだけの献立にして、各クラスや学年ごとにランチルームを利用する日を変えれば対応できるのです。

とはいえ、ランチルームの活用は都市部以外に見られる傾向にあります。都市部は人口増で教室が不足気味のため、ランチルームの確保は難しいのが現状です。

またこの頃、子どもたちが喜んで食べられるようにと、外国の料理が増え始めます。グラタン、ドリア、チャーハンなどです。

〈献立例：ビビンパ、キムチ風漬け物、スープ、牛乳、プリン〉

平成の給食は「安全」と「食育」を求めて進化

平成8(1996)年　O-157による集団食中毒事件発生

７月、大阪府堺市で小学校給食を原因とした集団食中毒事件が発生します（堺市学童集団下痢症）。児童７８９２人を含む９５２３人が腸管出血性大腸菌Ｏ－１５７に感染し、３人の児童が死亡しました。これをきっかけに給食の衛生面が大きく見直されます。またこの頃、エスニック料理が大流行します。そのブームを受け、給食でも辛みを抜いたガパオライスやトムヤムクン風スープなどが提供されるようになりました。

平成12(2000)年　PEN樹脂製や強化磁器製の食器の台頭

１９９０年代からこの頃までに、軽くて熱くなりにくいＰＥＮ樹脂製の食器が全国で広く使われるようになります。一方、重くて割れやすくはあるものの、リサイクルが可能な強化磁器製食器を使う地域も同じく増えました。

平成14（2002）年　日韓ワールドカップ開催

サッカーワールドカップの開催がきっかけで、今まで知らなかった国の料理も積極的に給食に提供していこうという気運が高まりました。出場国のキャンプ地となった県では、その国の料理を提供することもありました。

平成17（2005）年　栄養教諭制度の開始

6月、「食育基本法」が公布され、給食を生きた教材として活用する食育が推進されるようになります。

日本では戦後の急速な経済発展に伴って、食を取り巻く社会環境が大きく変わり、子どもにおいても食生活の乱れが見られるようになりました。「望ましい食習慣の形成には、子どもの頃から食に対する意識を高め、食を通して生きる力を身に付けることが重要である」という考えのもと制定されたのが、食育基本法です。

それに伴い、栄養教諭制度が開始されました。これについては第4章で詳しくご説明します。

平成24（2012）年　食物アレルギー対応指針の作成

小学5年生の児童が、給食のチヂミに含まれていた粉チーズでアナフィラキシーショックを起こして死亡するという痛ましい事件が、東京都調布市で発生します。

これをきっかけに、あいまいだった給食での食物アレルギー対応が見直され、「食物アレルギー事故ゼロ」を目指すべく、各教育委員会が立てた対応指針をすべての給食施設で徹底するようになりました。

平成25（2013）年　「和食」のユネスコ無形文化遺産登録

「和食」のユネスコ無形文化遺産登録を受け、「毎日食べる給食でこそ、和食に目を向けていこう」と、和食給食が推進され始めます。地場産の食材を給食に取り入れた地産地消給食や、郷土料理給食が多く提供されるようになりました。

また、他県の郷土料理も積極的に提供されるようになり、日本全国の食文化を食べて学ぶ給食が増えました。人気献立は、山梨県のほうとう、青森県のせんべい汁、福岡県のがめ煮などです。

令和の給食最前線

令和2(2020)年 新型コロナウイルス感染症が発生

一斉休校が要請され、学校給食も3～5か月ほど中止となりました。学校再開後は、簡易給食、前向き給食、黙食、分散登校のための2部制給食などの対策が取られました。

令和4(2022)年 SDGsが推進され始める

世界的にSDGsが推進されるようになると、給食の牛乳にも動きがありました。「ゴミになる紙パックよりもリサイクルのできる瓶牛乳に戻した方がいいのでは?」という声が出て、瓶に戻したメーカーもあります。

自治体によっては紙パックを燃えるゴミで捨てることをやめて、飲み終わったパックを子どもたちが開き、水飲み場で洗い、乾かしてから、リサイクル業者に受け渡すことになりました。切り替えのタイミングでは混乱や戸惑いもありましたが、子どもたちは変化への順応が上手です。今では手慣れた感じでリサイクルに取り組んでいます。

また、脱プラスチックの観点から「ストローを使うのをやめよう」という声が上がり、多くの自治体でストローなしの容器を導入しています。その結果、まさかの「紙パックを直飲みする」というスタイルで給食の牛乳を飲んでいます。家でやったら叱られそうですが、これが今の給食スタイルです。直飲みが始まった頃は、勢い余って盛大にこぼす児童が続出していました。

ほかにも、配膳で使用していた使い捨て手袋を、トングに変更するなどの取り組みが行なわれています。

学校給食はまだまだ変化を続けています。四季折々の伝統行事にちなんだ「行事食」や、自分で栄養バランスを考えて料理を選ぶ「バイキング給食」、2種類以上の献立から選ぶ「セレクト給食」など、現在はさまざまな形式の給食が提供されています。

日本の給食実施率は100%ではない

駆け足で日本の給食の歴史をご紹介してきました。それでは令和の今、給食をめぐる状況はどのようになっているのでしょうか。

日本学校保健会による調査から、給食の実施率がわかります。

学校給食実施状況等調査

	小学校		中学校	
	学校数	%	学校数	%
完全給食	14,264	99.3	6,555	93.8
補食給食	57	0.4	72	1.0
ミルク給食	12	0.1	157	2.2
給食未実施	29	0.2	205	2.9
合　計	14,362	100.0	6,989	100.0

出典:「令和4年度アレルギー疾患に関する調査報告書」(公財)日本学校保健会

それによると、公立の小・中学校において給食を実施しているのは全国で2万1117校。小学校での実施率は99・8%。そのうち完全給食が99・3%、補食給食が0・4%、ミルク給食が0・1%です。

中学校の実施率は97・0%。そのうち完全給食が93・8%、補食給食が1・0%、ミルク給食が2・2%です。

補食給食とは、ごはんやパンといった主食は家から持参し、ミルクとおかずなどが給食として提供される形態で、ミルク給食は牛乳だけを給食として提供する形態です。

ここからわかるように、意外かもしれませんが、小・中学校での給食実施率は100%ではありません。公立小学校で学校給

公立小・中学校での学校給食を
100％実施している都道府県

小学校

青森県、岩手県、**福島県**、**茨城県**、**埼玉県**、**千葉県**、**京都府**、**奈良県**、**鳥取県**、**岡山県**、**徳島県**、**熊本県**、**大分県**、**鹿児島県**

中学校

青森県、**福島県**、**茨城県**、石川県、奈良県、福岡県、大分県

出典：文部科学省「令和3年度学校給食実施状況等調査」より筆者作成。
太字は完全給食の実施率が100％。

食を100％実施している都道府県は14府県のみです（完全給食に限ると12府県）。公立中学校では7県（完全給食は2県）と、より少なくなります。

この状況を、甲南大学教授の足立泰美氏は給食の「地域格差が生じている」と指摘しています[*8]。

戦時中の中断、戦後の中止危機を乗り越えて現在まで連綿と続いている大切な給食を、すべての児童生徒に平等に食べてもらえるようにすることが、今を生きる大人の責務であると私は考えています。

＊１―『「アメリカ小麦戦略」と日本人の食生活［新版］』鈴木猛夫著、藤原書店
＊２―〈脱脂粉乳（スキム・ミルク）の学校給食を怒る！　ラジオ・ドクター石垣純二氏の黙っておれない良心〉「週刊現代」１９６３年９月19日号、講談社
＊３―『給食の歴史』藤原辰史著、岩波新書
＊４―「学制百年史第二編　第二章　第九節　体育・保健・給食　三　学校給食の振興」文部科学省ホームページ
＊５―〈消えゆく給食の瓶牛乳、風前のともしび…全国８割超が紙パック〉読売新聞オンライン　２０２１年７月15日　https://www.yomiuri.co.jp/national/20210715-OYT1T50213/
＊６―「令和元年度学校給食用牛乳供給事業概況」農林水産省
＊７―〈子どもたちを笑顔にした！ごはんを主食とした学校給食〉ごはん彩々　https://www.gohansaisai.com/know/special/special-27-01/
＊８―「給食空白地帯。子どもの食生活を支える学校給食が直面する食格差。」足立泰美、Yahoo!ニュース　２０２０年２月25日
＊「学校給食の歴史」（一社）全国学校給食推進連合会ホームページ
＊〈「学校給食」の70年　廃止の危機、業界奮闘で実ったソフト麺〉AERA dot.　２０２２年５月31日
https://dot.asahi.com/articles/-/40100?page=1

コラム　ソフト麺はどこに消えた？

昔懐かしの給食として思い浮かぶ献立のひとつがソフト麺です。正式には「ソフトスパゲッティ式めん」と言います。一見うどんのようですが、うどんに使う粉は薄力粉や中力粉であるのに対し、ソフト麺では強力粉を使っています。学校給食用としてビタミンなどを添加してあるのも特徴です。

一度茹でた麺を、個別の袋に入れてパッキングし、それを冷蔵保存したものが学校に運ばれてきます。納品されたソフト麺は、学校で再度蒸し直します。75℃が1分以上保たれるように、中心温度計を使って4～5か所を計測します。

2度も加熱を行ない、さらに2度目はしっかりと温度を上げて蒸しているので、麺は伸びに伸びて柔らかくなっています。この柔らかさこそ、ソフト麺の人気の源です。大人にはコシのない麺は好まれませんが、子どもたちにはこの柔らかさが食べやすいと人気になりました。

ソフト麺に合わせるものはトマトソース、カレーソース、みそラーメンスープ、醬油ラーメンスープ、けんちん汁、豚汁などがあります。組み合わせのレパートリーの豊富さもソフト麺の便利な点です。

米飯給食が始まるまで、給食の主食は毎日パンでした。パンに使う粉を流用して麺を作れないか、と考えて作られたのがソフト麺です。給食でも麺類が食べられることに、当時の子どもたちは大喜びしました。人気が凄まじく、ソフト麺の需要は伸び続けます。

昭和〜平成中期の東日本では給食の定番だったソフト麺ですが、西日本だと提供されていない地域も多いので、ソフト麺を食べた経験のない方もいらっしゃることでしょう。西日本には麺文化が根付いていたために、ソフト麺に頼る必要はないという風潮が背景にあったと考えられます。さぬきうどんのようなコシの強い麺が親しまれている地域では、ソフトな食感は受け入れられなかったのかもしれません。

平成後期になると、ソフト麺を作る機械や工場に老朽化の問題が出てきます。さらに給食室の設備が整ってきたことから、乾麺を茹でたり冷凍麺を使ったりする方向にシフトする学校が増え、ソフト麺の需要は減っていきました。

老朽化と需要減、この2つの理由が重なり、今ではソフト麺を通常注文できる機会がずいぶんと減りました。特別に注文すれば買えないことはありませんが、東京には工場がなくなってしまったので、値段が割高なため、乾麺や冷凍麺を使うことが一般的です。福岡県では平成11（1999）年にソフト麺の給食提供を終了しています。

ただ、根強いファンは多く、一部のスーパーマーケットではソフト麺が今でも販売されています。懐かしの味を求める客のため、定期的に納品しているといいます。また、全国どこでも注文が難しくなったわけではなく、いまだに給食の麺がソフト麺という地域も存在しています。たとえば静岡県では48社あった取り扱い業者が今は15社以下になっているものの、ソフト麺が給食で提供されているそうです。

第4章

給食を規定するさまざまな基準

献立の根拠となる学校給食法

第3章では、時代とともに給食が進化してきた歴史を紹介しました。どんどん国際色豊かになり、献立に自由度が増しているように見えますが、第2章で見てきたように、給食には厳格なルールがあり、その範疇で栄養士は工夫して献立を作っています。

この章では、給食を今ある形に規定しているさまざまな基準をご紹介します。基準が定められた背景には、児童生徒の健やかな成長を助け、食の事故から児童生徒を守るという目的がありますが、時にはこれらの基準が〝給食の謎ルール〟のもとになっていることもあるのです。

厳格なルールのおおもとは、すでに何度か登場した、給食の法律「学校給食法」です。献立は、法律に基づいて正しく作成されなければなりません。

（この法律の目的）

第一条

この法律は、学校給食が児童及び生徒の心身の健全な発達に資するものであり、かつ、児童及び生徒の食に関する正しい理解と適切な判断力を養う上で重要な役割を果たすものであることにかんがみ、学校給食及び学校給食を活用した食に関する指導の実施に関し必要な事項を定め、もつて学校給食の普及充実及び学校における食育の推進を図ることを目的とする。

（学校給食の目標）

第二条

一　適切な栄養の摂取による健康の保持増進を図ること。

二　日常生活における食事について正しい理解を深め、健全な食生活を営むことができる判断力を培い、及び望ましい食習慣を養うこと。

三　学校生活を豊かにし、明るい社交性及び協同の精神を養うこと。

四　食生活が自然の恩恵の上に成り立つものであることについての理解を深め、生命及び自然を尊重する精神並びに環境の保全に寄与する態度を養うこと。

五　食生活が食にかかわる人々の様々な活動に支えられていることについての理解を深め、勤労を重んずる態度を養うこと。

六　我が国や各地域の優れた伝統的な食文化についての理解を深めること。
七　食料の生産、流通及び消費について、正しい理解に導くこと。

「学校給食法」（昭和29年法律第１６０号）

学校給食法の目的と目標を鑑みると、給食は単なる〝昼食〟ではないことがわかります。児童生徒が適切な栄養素を得られるようにするのは当然として、正しい食習慣、社交性、協同の精神、自然の恩恵への理解、勤労を重んずる態度、伝統的な食文化への理解、食料の生産、流通及び消費についての理解。

これらを児童生徒が給食を通して学び、成長できるように、給食を「生きた教材」として活用することが、学校給食の目標となっているのです。

献立作成者が取得しなければならない資格

本書ではここまで献立作成者について、ひとくくりに「栄養士」と書いてきましたが、学校給食法にのっとって献立を作成する資格があるのは「学校栄養職員」と「栄養教諭」です。どちらも栄養士もしくは管理栄養士の資格を持っています。

栄養士・管理栄養士の資格取得

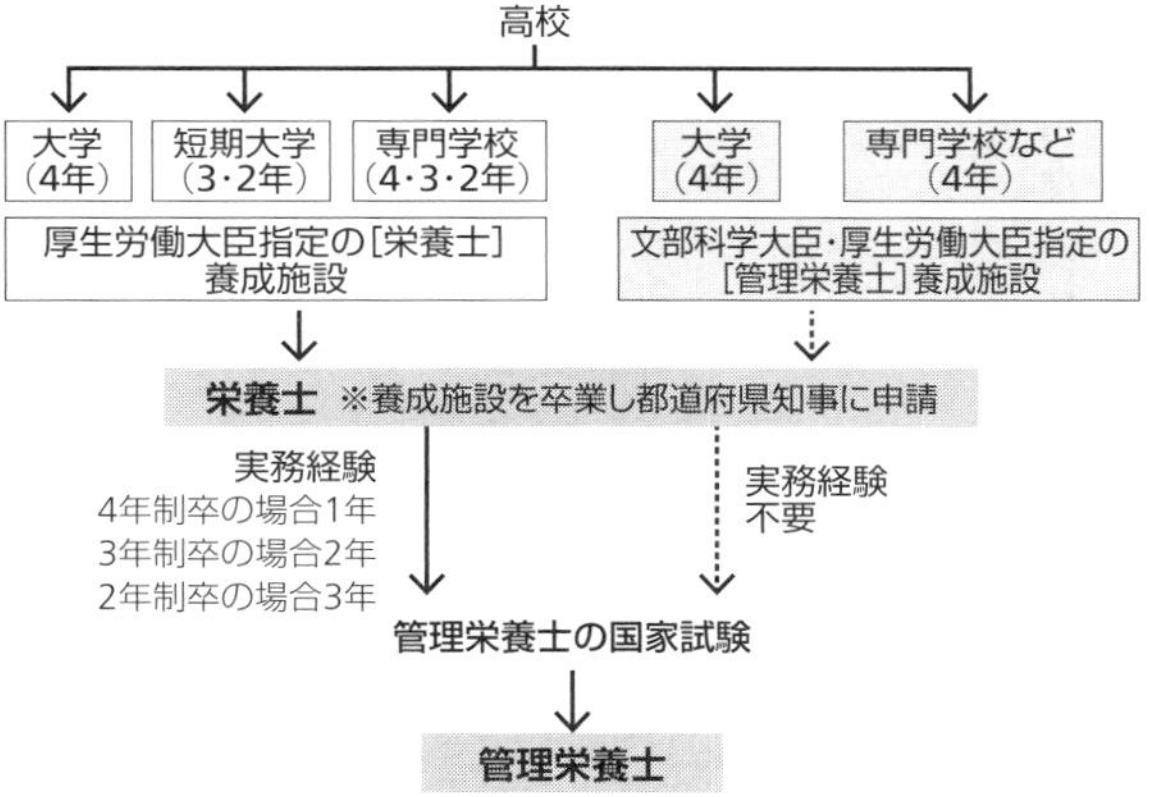

出典：栄養士転職ナビ

まずは栄養士と管理栄養士の違いからご説明します。

〈栄養士〉

「栄養士養成課程」のある専門学校、短大、大学を卒業することで取得可。資格試験なし。

〈管理栄養士〉

栄養士の資格を取得後、管理栄養士国家試験に合格することで取得可。令和5（2023）年第37回の試験の合格率は56・6％（受験者数16351名のうち合格者数は9254名）。

管理栄養士国家試験を受験するには、次

の方法がある。
①管理栄養士養成課程のある専門学校（4年制）か大学で学び、卒業と同時に栄養士の資格を取得する。この場合は実務経験なしで管理栄養士国家試験を受験できる。
②栄養士の資格を取得し、実務経験（1～3年）を積み、管理栄養士国家試験の受験資格を得て、受験する。

管理栄養士のほうが上級資格であるため、学校以外にも病院などで病気の人のための献立を作ることができます。

次に、学校栄養職員と栄養教諭の違いを見てみましょう。


〈学校栄養職員〉

栄養士または管理栄養士の資格取得が条件（栄養士免許だけでは不可の場合もある）。

都道府県や市区町村が実施する「学校栄養職員採用試験」か、私立校や附属校であれば各学校が行なう採用試験に合格しなければならない。

〈栄養教論〉

栄養士または管理栄養士の資格に加えて、栄養教諭免許状の取得が条件。

免許状の取得には栄養士・管理栄養士の養成課程のある専門学校、短大、大学で学び、栄養教諭免許状に必要な単位を履修しなければならない。

都道府県や市区町村が実施する「栄養教諭採用試験」か、私立校や附属校であれば各学校が行なう採用試験に合格しなければならない。

学校栄養職員として採用されてからキャリアを積み、所定の審査を経て栄養教諭に替える（任用替えする）自治体もある。


栄養教諭制度は平成17（2005）年4月に始まった、比較的新しい職種です。それ以前から小中学校には学校栄養職員が勤務していました。学校栄養職員と、新しい制度における栄養教諭はどう違うのでしょうか。

学校栄養職員のおもな仕事内容は、給食の管理です。教員ではないため、単独で児童生徒に授業を行なうことはできません。授業を行なう時には学級担任などの補佐役として関わります。

一方、栄養教諭は家庭科、保健体育、総合学習の授業や、学級活動、クラブ活動を通して、栄養や食事の指導を直接行なうことができます。

制度が変わったからといって、すべての学校がすぐに栄養教諭を確保できたわけではありません。現役の学校栄養職員からの任用替えを行なったり、次の新規採用から栄養教諭採用試験に切り替えたりという自治体がありました。

栄養教諭制度の新設によって、学校給食の意義が「安心・安全で栄養バランスのとれたものを美味しく楽しく食べること」、プラス「食育」へと広がっていったと言えます。

栄養バランスや食品構成を定める基準

献立の根拠となるルールとして、文部科学省が定める「学校給食摂取基準」があります。厚生労働省が定める「日本人の食事摂取基準」の基準値を参考に作成されたものです。

「学校給食摂取基準」はすでに80ページに掲載しています。

「学校給食摂取基準」は「学校給食実施基準」の一部であり、その「学校給食実施基準」に従いなさい、ということが学校給食法の第八条に書かれています。ちょっとややこしいですね。

第八条　（中略）
２　学校給食を実施する義務教育諸学校の設置者は、学校給食実施基準に照らして適切な学校給食の実施に努めるものとする。

「学校給食法」

ただし、「学校給食摂取基準」の値は絶対にこの通りにしなさいというものではなく、あくまで目安として、自治体ごとに弾力的な運用をしてよいということになっています。献立作成に大きく関連するルールはほかにもあります。たとえば、令和３（２０２１）年２月に通知された「学校給食実施基準の一部改正について」では、このようなことが書かれています。

各地域の実情や家庭における食生活の実態把握の上、日本型食生活の実践、我が国の伝統的な食文化の継承について十分配慮すること。さらに、「食事状況調査」の結果によれば、学校給食のない日はカルシウム不足が顕著であり、カルシウム摂取に効果的である牛乳等についての使用に配慮すること。

「学校給食実施基準の一部改正について」文部科学省（令和3年2月12日）

つまり、「和食の献立をしっかり続けていくように」ということです。栄養価や食品摂取量が完璧でも、洋風や中華風の献立ばかりに偏らないよう気を遣わなければなりません。子どもたちの好みに合わせると、パンやパスタやラーメンなどの洋食や中華を多用したくなりますが、この基準があるため、和食を中心に提供する必要がある、というわけです。

言わずもがなですが、和食はごはんを中心にした構成です。主食、主菜、副菜、汁物の配置で、旬の食材を楽しむことを大切にし、かつおぶしや昆布から出汁を取り、旨味を出します。豊富な発酵食品や乾物を使用し、時には行事食も取り入れます。給食で美味しい和食を提供することを、国も地方自治体も重要であると捉えているのです。

また、引用箇所にあるように、カルシウム不足を解消するために牛乳を活用することが求められています。

なぜ給食の飲み物は牛乳なのか？

「牛乳は和食に合わない」「給食ではなぜ牛乳を毎日出すのか」、そんなことがよく話題にのぼります。

私たち栄養士も、和食と牛乳が合わないのはわかっています。しかし「学校給食摂取基準」のカルシウム値、「標準食品構成表」で規定される牛乳の必要量、どちらも飲用牛乳がなくては達成できないのです。

給食のない日のカルシウム摂取量が、推定平均必要量以下を示す小学生は60〜70%、中学生では70%以上も存在するという調査結果[*1]もあります。

戦後の学校給食のスタンダードとなった「完全給食」は、主食・おかず・ミルクで構成されると第3章でご紹介しました。学校給食法の施行時に作られた「学校給食法施行規則」にも、「完全給食」の内容はこのように定義されています。

> 第一条　（中略）
>
> 2　完全給食とは、給食内容がパン又は米飯（これらに準ずる小麦粉食品、米加工食品その他の食品を含む。）、ミルク及びおかずである給食をいう。
>
> 「学校給食法施行規則」（昭和29年文部省令第24号）

昭和29（１９５４）年の学校給食法施行段階で、そもそもミルク（当時は脱脂粉乳）が含まれているのが完全給食ですから、栄養素や食品摂取量の基準値は、牛乳を飲むことを前提として算出されているのです。

「栄養価を満たすためなら、ほかの食材でカルシウムを摂ればいいのでは？」と思われるかもしれません。しかし栄養計算をしてみると、たとえば小松菜なら毎日1束ぶんを食べなくては足りません。ちりめんじゃこなら1パックです。

小松菜を一人に1束では予算がパンクしますし、ちりめんじゃこ1パックでは、タンパク質や塩分が一瞬で基準値をオーバーします。そもそもそんなに食べられないでしょう。どうやっても牛乳がなくては成立しない、牛乳ありきの摂取基準になっているのです。

米どころで知られるある地域では、和食と牛乳は合わないという考えから、「2時間目と3時間目の間の20分休みに牛乳を飲んで、給食の時間は水を飲む」という取り組みをしたことがありました。しかし、急いで牛乳を飲んで、すぐに校庭や体育館で全力で遊ぶため、吐いてしまう子もいたそうです。

また「そもそもどこで牛乳を飲むのか」「飲む前の手洗いは？」「飲んだあとにどうやっ

て片付けるのか」「休み時間に行なうには忙しすぎる」などの意見が噴出しました。牛乳の温度管理の問題も懸念されますし、衛生的な観点からも運用が難しかったようです。この取り組みは、現在廃止となっています。

そもそも給食のルールは、学校給食法を踏まえつつ、細部は自治体で決めてよいことになっているのは前述の通りです。そこで、文京区の栄養士が集まる会議で、「思いきって牛乳なしの日を作ってもよいのでは？」と議論をしたことがあります。

それで何かが大きく変わったわけではないのですが、区としても和食給食の推進を行なっていたこともあり、年に一度、11月24日「いい日本食の日」に区内すべての公立小中学校で、牛乳の代わりに日本茶を提供するということになりました。ただし、急須でいれるわけではなく、パック入りの緑茶をストローで飲むというスタイルです。「これでは日本茶を出す意味がないんじゃない？」という意見もあり、提供日を増やすことにはなっていません。給食の牛乳は、今が過渡期なのかもしれません。

ルールの地域差を生む一因は食中毒事件

みなさんは給食で「冷やし中華」や「冷やしうどん」など、冷たい麺類を食べたことがありますか？

「夏の定番だった」と答える方がいらっしゃるかもしれません。しかし、私の勤務する文京区の学校では冷たい麺類の提供は禁止されています。その理由は「温度を下げる（冷ます）間に食中毒のリスクがある」というものです。

給食について「そんな給食のメニュー、自分の地域では出なかった」「私の学校ではよく出ていたよ」という話で盛り上がることがありますが、その地域差は、自治体の定める安全基準の差に起因している場合もあるのです。

ある小学校のサバから腸炎ビブリオという食中毒菌が検出された場合、その自治体内の学校すべてでサバの使用が少なくとも数年は禁止になる、ということがよくあります。たとえ契約している水産加工業者が違っていたとしても、「念のために」というわけです。

川や道路を挟んだだけの近い距離であっても、県境や市境など行政区分が違えば「東側の地域は給食でサバが出る」「西側の地域では出ない」という一見不可解な現象が起こるのは、このような理由からです。

O-157による集団食中毒

給食で「食の安全」をここまで厳格に考えるようになった背景には、過去の集団食中毒事件への反省があります。

なかでも契機となったのは平成８（１９９６）年。ご記憶の方も多いかもしれませんが、夏から秋にかけて、腸管出血性大腸菌Ｏ－１５７による集団食中毒が岡山県や岐阜県など各地で起きました。そして7月、大阪府堺市の小学校で大規模な集団食中毒が発生したのです（堺市学童集団下痢症事件）。

児童７８９２人を含む９５２３人が感染し、３人の児童が死亡します。併発した溶血性尿毒症症候群（ＨＵＳ）による後遺症が残った児童も多数に及びました。19年後の平成27（２０１５）年には、事件当時小学1年生でＨＵＳを発症した女性が、後遺症により亡くなっています。Ｏ－１５７による集団感染としては世界に類を見ない規模の事件となってしまいました。

汚染源・汚染経路の特定はできなかったものの、厚生省（当時）の対策本部は「給食に含まれていた非加熱の野菜がもっとも可能性が高いと考えられる」と発表しました。事件とこの調査結果は、消費者による生野菜の買い控えを引き起こし、大きな社会問題となりました。

この事件以降、食材の取り扱いについての意識が高まりましたが、食中毒事件は食材が原因となることばかりではなく、調理器具の洗浄や消毒が不十分なために起きてしまうこともあります。

平成23（２０１１）年2月、北海道岩見沢市の給食センターで調理されたサラダを食べた１５２２人（教職員81名を含む）が、腹痛、下痢、発熱などの食中毒の症状を訴えました。原因は食材ではなく、サラダを混ぜるのに使った攪拌《かくはん》機能付き回転釜の、攪拌羽根が付いているシャフト部分の洗浄・消毒が不十分であったために発生したと考えられています。

食中毒が起きるメカニズムとは

食中毒とは、食品や水によって引き起こされる急性胃腸炎や神経障害などの中毒症の総称です。「食品衛生法」では食中毒の原因として、細菌やその産物（毒素）、ウイルス、動植物の自然毒、化学物質などが挙げられています。

細菌は細胞分裂して増殖し、大腸菌であれば20分ほどで倍になるので、食品中で増殖すると1個の菌が10時間で10億個にもなります。75℃・1分ほどの加熱で死滅するものの、ウエルシュ菌やセレウス菌などは１００℃の加熱でも長時間生存できます。

一方ウイルスは、感染した細胞内でしか増殖できないので、食品中では増殖しません。ウイルスのついたものを人間が食べることによって、人間の体内で増殖します。食中毒の原因となるものにはノロウイルスなどがあり、冬季に多く発生し、食中毒の集団発生を引き起こします。加熱処理によって感染能力を消す（不活化する）ことが必要です。

かつては給食による食中毒事件の原因は細菌が多く、その予防として「食中毒予防の三原則」が重視されてきました。「付けない・増やさない・やっつける」で、病原体による汚染が発生しないよう、調理者の手指等を清潔にすること（付けない）。食品は低温や冷蔵で保存し（増やさない）、十分に加熱し、そして、調理済みの食品はすみやかに食べること（やっつける）。こうすることで、食品中の病原体に増殖する余地を与えないという対策です。

ところが昨今の食中毒はＯ－１５７やサルモネラ・エンテリティディスのように少量の菌で発症するものや、ノロウイルスのように、食品中では増えずに人の腸管内で増えて発症したりするものが増えました。

平成28（２０１６）～令和２（２０２０）年に給食関連施設で発生した食中毒事件のう

ち、原因別の発生件数はノロウイルスがもっとも多い36％（97件）、次いでウエルシュ菌が17％（44件）となっています[*2]。

そのため、「三原則」に加えて4つめの「持ち込まない」対策も重要となっています。給食従事者が給食室に細菌やウイルスを持ち込まないよう、健康状態の把握と管理を徹底することで、食中毒を防ごうとしているのです。

宇宙食レベルの衛生管理

食中毒事件への反省を踏まえて、給食を管轄する組織では衛生管理の大幅な見直しが絶えず図られてきました。そこで取り入れられたのが、宇宙食に使われている衛生管理システムです。食中毒になっても病院に搬送することが不可能な宇宙空間で食べるものなので、宇宙食は徹底した衛生管理のもとで作られています。

アメリカ航空宇宙局（ＮＡＳＡ）がアポロ計画で人類を月に送ろうとした際に「絶対に安全な食べ物」を作るために開発された、ＨＡＣＣＰ《ハサップ》というシステムがあります。「Hazard（危害要因）Analysis（分析）and Critical（重要）Control（管理）Point（点）」の略称です。現在、世界でスタンダードとなっている衛生管理の手法です。

原材料の受け入れから製造までの全工程で、危害発生につながるポイントを監視・記録することで、食の安全性を確保する仕組みです。

平成30（２０１８）年6月、「食品衛生法」の改正法案が可決され、令和２（２０２０）年の6月から食品を扱う全事業者に対してＨＡＣＣＰによる衛生管理の義務化が開始されました。学校給食施設も、ＨＡＣＣＰに沿った衛生管理を実施しなければなりません（1回の提供食数が20食程度未満の施設は対象外）。給食の衛生管理体制は今や宇宙食レベルというわけです。

ＨＡＣＣＰに基づいて作られたのが、厚生省（当時）による「大量調理施設衛生管理マニュアル」です。非常に厳密なルールですが、食中毒を決して起こさないために、栄養士も調理員もこのマニュアルの遵守を第一に心がけています。

かつては「揚げ物はきつね色になったらＯＫ」というように、調理員の勘と経験で調理していた部分があります。現在では必ず中心温度計を使い、中心温度が75℃を1分以上保っているかを計測します。食中毒の原因物質を加熱処理で退治しているのです。とろとろ半熟卵のような料理が給食で提供できないのは、こういうわけです。

食の安全を可視化する「作業動線図」

食の安全を守るため、給食調理では毎日「作業動線図」を作成し、それに基づいて作業していきます。

35ページで、給食室の区分けをご紹介しました。各部屋は「汚染作業区域」と「非汚染作業区域」に大別できます。

汚染作業区域は、病原体や異物などの付着が考えられる作業をする場所です。検収室、下処理室、洗浄室（返却された食器具の洗浄中・消毒前）などです。非汚染作業区域は、洗浄済みの食材が使われる、消毒されている場所です。調理室、配膳室などです。

食品の動線を可視化して、食品が「汚染作業区域」「非汚染作業区域」を行ったり来たりすることがないように給食室内の動きを整理するのが、作業動線図の役割です。人間の動線ではなく、食品の動線を示しているのですね。

口絵の図のように、あらかじめ印刷されている給食室の配置図の上に、色ペンで違う色の線を引き、衛生面を重視した動線を書いていきます。

食肉・魚介類・卵は、病原性微生物に汚染されている可能性の高い食品です。これらの食品と、汚染させたくない食品（加熱済みや非加熱調理用食品）の動線が交差すると、二次汚染を招く危険性が高まってしまいます。

　また、食品が後戻りするなど動線の重なりが多いほど、無理や無駄の多い作業であり、二次汚染の危険性が高くなります。動線は一方向に進むことが重要です。

　動線が交差したり後戻りする場合は、作業工程表（39ページ）を見直して時間差を付けたタイムスケジュールを組んだり、それもできないならば献立を変更することになります。

　作業動線図にある鶏肉の唐揚げの流れを見てみましょう。冷蔵庫から鶏肉を取り出し、下処理室の移動台で下味と衣を付け、それから焼き物機の手前まで移動台で運ぶ線が書かれています。

　一方、ごま和えのほうれん草・キャベツは下処理室のシンクで洗ってから、切裁機近くの作業台で切り、右から２番目の回転釜で茹でて、それから一番右側の回転釜に移してホールコーン缶や調味料と和えています。

　この時、野菜を茹でたり和えたりするのに左側の回転釜を使うと、生の鶏肉と野菜が近づいてしまい、汚染リスクが増大します。野菜を和える釜は一番右側を使うことで、衛生的に作業ができるのです。

　この図には「つみれ汁」「ごま和え」「鶏肉の唐揚げ」しか書かれていませんが、実際はごはんやデザートなど、ほかにも多くの作業が存在します。たとえば揚げる前の生肉が通過する場所で、炊飯器で炊いたごはんをクラス別のバットに配缶する作業も、リスクが大きいので回避しています。

作業動線図は作業工程表と同様に、たいていの場合、調理員が作成します。調理員の多くが自治体から委託を受けた民間会社から派遣されていて、民間会社と自治体との契約内容には作業動線図の作成が含まれているケースが多いからです。それに、実際の調理の流れは調理チーフが把握しているので、責任者として動線図を作成するのがもっともスムーズでもあります。

完成した作業動線図は栄養士が確認を行ないます。当日はそれを調理室に掲示し、全員でその都度確認しながら調理をしていきます。

唐揚げの工程を4人で分担してリスクを回避

食品がどう動いていくかを示す作業動線図ができたら、人間がどう作業していくかを示す「作業工程表」を作ります。これについては39ページでご紹介しました。

先ほどの作業動線図の例では、冷蔵庫から鶏肉を取り出し、下味と衣を付け、焼き物機の手前まで運ぶ線が書かれていました。これを1人の調理員が行なうことは非常に危険なため、禁止されています。たとえ手袋をして作業しても、生の肉に触れた手で動き回ると食中毒のリスクが高まるからです。

生の鶏肉が手や調理器具に付着し、それがお皿やほかの調理器具にも付着し、汚染されたものが子どもたちの口に入ってしまうことはなんとしても避けなければいけません。ですから、家では1人で行なう調理作業も、衛生面を重視した大量調理では次の手順になります。

1　Aさんが下処理室で鶏肉に下味と衣付けをする。パススルー式冷蔵庫に入れる。
2　調理室にいるBさんがパススルー式冷蔵庫から鶏肉を取り出し、移動台に載せて、揚げ物機まで運ぶ。油に鶏肉をひとつずつ入れていく。パススルー式冷蔵庫内は消毒する。
3　Cさんが唐揚げを揚げて、中心温度を計測して温度確認したのち、ザルにあげる。
4　Dさんが唐揚げの数を数えながら、クラスの人数ぶんをバットに入れていく。

このように、食材だけが移動し、調理員は移動しないように作業工程表を作ります。ここで活躍するのがパススルー式冷蔵庫という、2方向から中のものを出し入れできる冷蔵庫です。多くの給食室では下処理室と調理室の間に、パススルー式冷蔵庫が埋め込まれていて、安全に食材の受け渡しができる構造になっています。

一方、野菜は冷蔵庫に入れる必要がないので、窓を開けてカウンターでの受け渡しです。このように、汚染作業区域と非汚染作業区域を移動できるのは食材だけ、という原則を貫くことで食中毒発生のリスクを減らしているのです。

とはいえ調理員の人数には限りがあります。500〜700食を7〜9名で作るので、作業の掛け持ちは避けられません。作業動線図と作業工程表で食材と人間の動きを可視化することで、もっとも安全で効率のよい掛け持ち作業ができるようにしているというわけです。

余談ですが、栄養士や調理員の着ている白衣は2種類あります。「給食室内用」と「給食室外用」、つまり廊下や教室に行く時のための白衣です。給食室ではこれほどまでに衛生管理を徹底しているわけですから、給食室内の専用白衣が必須であるのは納得していただけるのではないでしょうか。

給食で使う野菜は3回洗っている

給食で使用する野菜は3回洗います。シンクが3つ並んだ3槽シンクを使用して、1槽目で洗い、2槽目で洗い、3槽目でさらに洗います。

日本スポーツ振興センターが行なった野菜の細菌検査では、十分な流水で3回洗浄したところ、1回洗うごとに細菌数が約10分の1に減りました。[*3] ただし、洗う野菜の量が多すぎたり、溜め水状態で洗ったりした際は、十分な細菌数の減少が見られなかったといいます。

海外ではレタスを原因とする赤痢菌食中毒事件、もやしの生食によるサルモネラ食中毒事件、レタスやアルファルファなどによるO－157食中毒事件などが報告されています。野菜の徹底的な洗浄は大切な工程です。

ここまで徹底して野菜を洗うのは、細菌を減らすためと、虫や砂・泥、髪の毛といった異物混入を防ぐためです。異物混入については納品業者の責任ではなく、給食室側の責任になります。給食に異物を見つけた子どもたちは大きなショックを受けてしまいますし、飲み込んでしまった時の健康被害、保護者への説明など、重大な問題に発展しかねません。

丁寧に作業をすれば防ぐことができるので、調理員の方々は毎日、一生懸命に大量の野菜を洗っています。

食中毒、意外な伏兵はシジミやアサリ！

ノロウイルス対策としてとくに警戒が必要な食材はシジミ、アサリ、ハマグリなどの二枚貝です。二枚貝はプランクトンを食べる際、大量の海水を吸っています。生息地域の海水にノロウイルスが含まれていると、二枚貝の内臓にノロウイルスが蓄積・濃縮されるのです。つまり貝の表面を洗うだけではノロウイルスを完全に除去することはできず、内臓の加熱温度が文字通り肝となります。

次ページのグラフは、ノロウイルスとよく似たウイルスであるネコカリシウイルスの、温度による不活化実験の結果です。１００℃では1分以内に完全に不活化され、70℃では5分間以上の加熱が必要であることがわかります。グラフにはないものの、80℃では1分間以上の加熱でウイルスが不活化されます。

こうしたことから、48ページでもご紹介したように、給食で二枚貝を使う際は「中心温度85℃で1分間以上の加熱」が必要だと定められています。

ネコカリシウイルスの不活化温度と時間

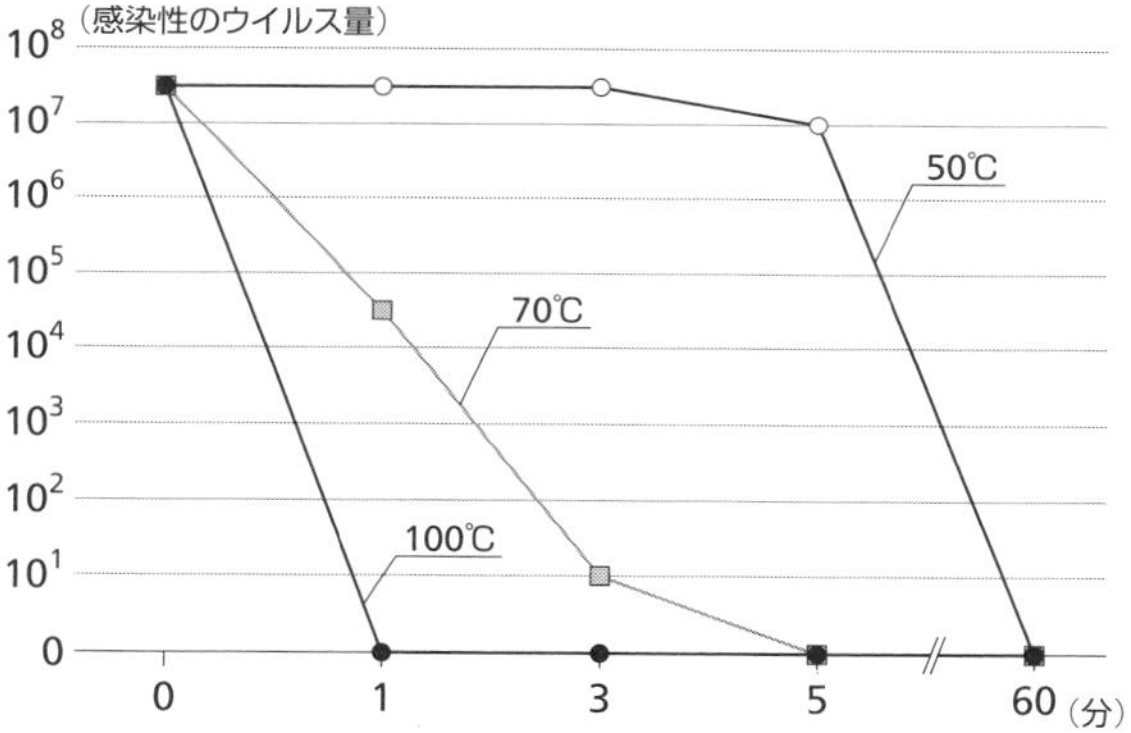

出典:「学校給食における食中毒防止 Q&A」(独)日本スポーツ振興センター

床は衛生的なドライシステムに変わりつつある

調理施設の床にはドライシステムとウエットシステムがあり、給食施設はドライシステムに変わりつつあります。

ウエットシステムの代表例はラーメン店です。湯切りをするために床は濡れてもいい仕様になっていて、長靴を履いている料理人が多いですよね。床に排水溝があって、水を流して清掃することが可能です。

反対に、床に水を一滴も垂らさないことを目標にするのがドライシステムです。HACCPではドライシステムを推奨しています。ドライシステムの調理場では、調理機器からの排水はすべて接続される排水管を通して流すため、床に水が落ちません。

床を乾いた状態に保つことで、はね水による二次汚染を防ぐとともに、室内の湿度を低く保てるので細菌や害虫の繁殖が抑えられ、食中毒の発生要因を減少させる効果があります。そのため、給食調理施設の改修の際には、ドライシステムへの変更が行なわれています。

学校栄養士あるあるですが、ラーメン店などの厨房が目に入ると「あれは保健所の検査でつつかれそう」「あのままで大丈夫かな……」と、つい自分の職場目線で見てしまいます。

食物アレルギーのある子どものための「お手紙」

卵、乳製品、魚類、肉類、甲殻類、小麦、ソバ、ナッツ類、大豆、果物など、食物アレルギーを引き起こす原因食物はさまざまです。こうした食物に対してアレルギーを持つ子どもたちは年々増加しています。

令和4（2022）年に全国の公立小学校・中学校・高等学校・中等教育学校等の児童生徒約830万人を対象とした日本学校保健会の調査によれば、食物アレルギーを持つ児

児童生徒の食物アレルギー疾患有病率

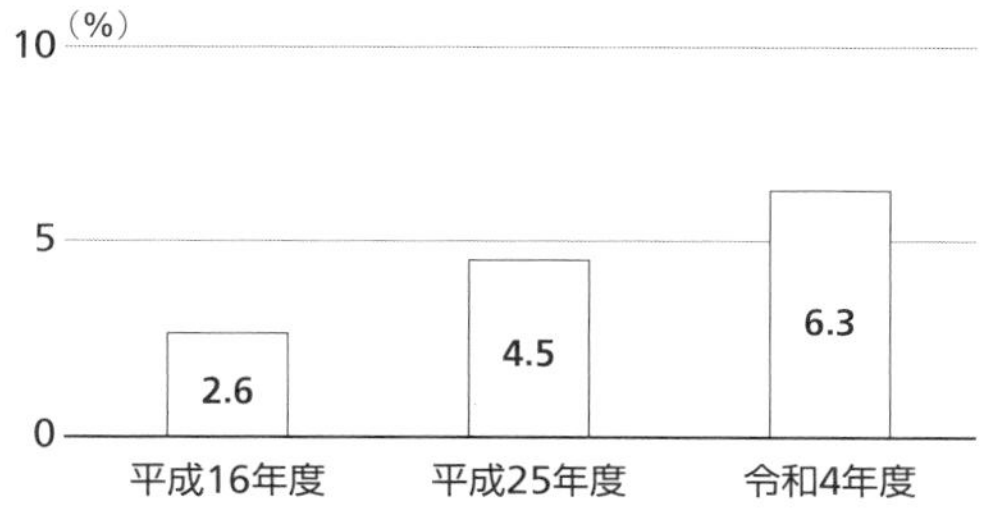

出典 :「令和4年度アレルギー疾患に関する調査報告書」
(公財)日本学校保健会

童生徒は約53万人（６・３％）でした。平成25（２０１３）年の調査では約41万人（４・５％）だったことから、増加傾向にあることがわかります。

私自身の実感としても、学校の栄養士になりたての今から15年ぐらい前は、食物アレルギーを持つ児童はいませんでした。しかし毎年１人、２人と増えていって、現在の勤務校では全校生徒約６００人中、30人くらいが食物アレルギーを持っている状況です。

アレルギーによってアナフィラキシーショックが起きた時に、緊急の処置として行なうエピペンという自己注射があります。注射のタイミングが生死を分けるケースもままあります。文部科学省の調査によれば、平成20（２００８）年からの５年間で、学校では４０８件の使用がありました。私たち栄養士は毎回の給食について絶対に気を抜けません。

対応は「除去食を作る」「代替食を作る」「対応しない」などのなかから、自治体が方針を決定しています。

もっとも多い対応は「除去食を作る」です。通常の献立から原因物質だけを除去する方法で、代わりになにか作ってあげたりはしない、ただ除去だけをするやり方です。

栄養士は完成した献立表をもとに、調理員向けのアレルギー対応表と、保護者向けのアレルギー対応表を作成します。調理員向けの対応表では、アレルギーの原因となる食材の除去方法などを記載します。

保護者向けの対応表では、予定している対応策をできるだけ具体的に伝えるようにしています。「〇月〇日のかきたま汁の仕上げに卵を流し入れますので、卵の除去食を作ります」「〇月〇日の卵焼きは、卵がメインの主菜で除去ができませんので、代わりの弁当を持参してください」など、理由を添えて、正確に作成していきます。同じものを担任の先生と校長にも渡しておきます。

卵の除去食はあまり手間がかからないのですが、難しいのは乳製品です。たとえば製パン工場から来るパンに、脱脂粉乳が混ぜ込まれていたりすることもあります。ですから乳製品アレルギーの児童はパンの日は毎回お弁当持参、ということになります。

アレルギー原因となる食品はひとりひとり違うので、保護者向け対応表は、児童ごとに必要です。私の勤務する小学校では内容の違うものを約30枚作成しています。命に関わることなので、何度も見直して作ります。

以上は私のやってきたアレルギー対応の例なのですが、アレルギー対応については本当に自治体ごとに方針が大きく異なります。対応食を一切作らず、「今日の献立を食べられるかどうか」は保護者が献立表を見て判断することにして、給食が食べられない日はお弁当の持参を呼びかける地域もあります。

アレルギー対応を書き込んだ献立表を、担任の先生が作るという方針の自治体についても耳にしたことがあります。栄養士ではない第三者の目で作ったほうが安全性が高まる、という判断だと聞きますが、ただでさえ忙しい担任の先生に負担がかかりすぎているのではないかと心配になってしまいます。

配膳の際は、除去食や代替食だけお皿の色を変えて配膳するのが一般的です。ただ、

「特別扱いしているみたいで悪目立ちする」「いじめにつながりかねない」という保護者からの要望がある場合、みんなと同じ色のお皿にして、メモをつけて除去食だと知らせるなど、現場ではさまざまな工夫をしながら対応しています。

宗教別の対応食をどう考えるか

給食における食物アレルギーへの対応とはまた違った難しさがあるのが、宗教への対応です。日本人の児童生徒数が減少するなか、外国人の児童生徒数は右肩上がりに増えています。児童生徒の国際色が豊かになるにつれ、それぞれの子どもたちが宗教上の理由で食べられない食材にどこまで配慮するか、学校現場では頭を悩ませています。

私の勤務する文京区では現在、宗教にまつわる給食対応は「しない」ことになっています。宗教上の理由で食べられない食材がある場合は、ご家庭からお弁当を持参してもらっているのです。

この方針が定まるまでは各校の栄養士の判断に任されていたので、かなり大変でした。どの宗教ではどんな食材が禁忌となっているのかを自分で調べなくてはならず、「豚がダメなのか、ではチャーハンの具は焼豚ではなく鶏肉にしよう」「あっ、スープのだしに豚が入っていた……」と、ただでさえ制約だらけの献立作りの難易度がさらに上がります。

宗教で禁止されている食材は、食べても命の危険があるわけではないという点で、食物アレルギーへの対応とは根本的に異なります。しかし、本人にとっては「精神的な死」ともいえる苦痛を感じることがあるのです。宗教ごとにそれぞれ異なる禁忌があるわけで、そのすべてに栄養士が責任を持って対応するのは、正直、荷が重すぎます。

今では私の勤務地では宗教にまつわる給食対応をしないことになったものの、せめてできることは、という思いで、私は献立表に「この献立に豚肉が使われています」というメモを書いて、該当の児童に渡してあげることを続けています。

特別支援学校・特別支援学級の給食

特別支援学校は、視覚障害者、聴覚障害者、知的障害者、肢体不自由者（病弱含む）である児童が通う学校です。給食については、「特別支援学校の幼稚部及び高等部における学校給食に関する法律」（昭和32年法律第１１８号）で定められています。学校給食法に準じているので、制度や栄養価などは基本的に同じです。

特別支援学校の栄養士になるには、通常校の栄養士と同じ資格で大丈夫です。「飲み込みにくい」といった嚥下困難の障害のある子どもも多く、通常校の給食以上に配慮が必要です。児童ひとりひとりに合わせて、軟菜食やペースト食を用意します。

ただし、これはあくまで特別支援「学校」での対応であって、通常校のなかに設置されている特別支援「学級」では、軟菜食やペースト食には対応できないケースが多いです。

現在の給食室が通常食を作るためだけに制度設計されているため、スペースの広さや人員の数などの理由で、特別支援学級の子どもたちへの対応食を作ることが難しいのです。通常の給食を提供し、キッチンバサミなどで担任が切り分けられるように配慮するケースもあります。それも難しい場合には、自宅からのお弁当持参となります。

それでも、障害のある児童生徒のために栄養士が配慮できることはあります。たとえば、献立表は献立名と使用食材が書いてあればそれでいいわけですが、知的障害のある児童には「見た目（ビジュアル）のわかりやすさ」がとても重要です。そのため、献立表にイラストを描いたり、給食用のイラストソフトを使用して献立のイラストを貼り付けたりすることが推奨されています。カレーライスの文字の隣にカレーライスのイラストがあることで、今日の給食がどんなものか理解できるようになるのです。

また盲学校では、カトラリーはどれだけ数が多くなっても、必要な種類をすべて用意するのが特徴です。

カレーライス、サラダ、ゼリーという献立なら、すべてをスプーン1個で食べることができるので、スプーンしか用意しないという学校も珍しくありません。

しかし盲学校では、給食を手で触り、「この食器ではこれを食べる」というマナーを教えることを重視します。視力に問題がある児童にとって、給食はカトラリーの使い方を体得できる絶好の機会なのです。カレーにはスプーン、サラダにはフォーク、ゼリーにはデザートスプーンを用意します。正しいカトラリーを使って食べることを学んでもらうのです。

なお近年は、このようにカトラリーを正確に使い分ける取り組みは、通常学級でも推進されています。

コロナが激変させた「給食の時間」

令和2（2020）年、日本での新型コロナウイルス感染症の流行が始まりました。感染症の拡大を防ぐため、学校での教育活動は大きな影響を受けました。とくに「マスクを外して食べる」という給食の時間は危険だと見なされ、それまでとまったく違う対策が求められたのです。

まずは「黙食」です。給食の時間に楽しくお話をすることは、コロナ禍前なら推奨されていたことでした。しかしマスクなしでの会話は禁止となり、静かにカチャカチャと食器の音だけが聞こえる教室になりました。

それから「前向き給食」の徹底です。給食の時間は机を班の形にするのが当たり前でした。４〜６人くらいで机を向かい合わせて、グループで食べる班の形。これには「学ぶための机から食べるための机に変える」「楽しく会食をする」という目的がありました。しかし、コロナ禍では授業時間と同じように前を向いて食べます。本書執筆中（２０２３年９月）も東京都ではこの方針が続行されているので、「前向き給食」しか知らない子どもたちが増えました。

ほかにも、自治体によってはおかわりが禁止になりました。食事中にマスクを外した状態で歩き回ると感染拡大のリスクがあることと、給食当番以外の児童がしゃもじやお玉に触ることも危険だという理由からです。このため新型コロナウイルスの感染拡大後は、残食の量がかなり増えてしまいました。

マスクと手袋をした状態ならおかわりＯＫの学校が多かったものの、それでも、全員が前を向いて黙食しているところに、おかわりのために席を立って前に行くのはとても目立つという理由で、とくに高学年でのおかわりが極端に減ってしまったのです。

高学年といえば学校で一番多く食べるはずですが、思春期に差し掛かった年代では、人よりたくさん食べることが恥ずかしいという思いもあるのでしょう。

感染が急拡大したピーク時は、児童による配膳すら危険であるとされ、担任や給食従事者が配膳をすることになりました。しかし、お盆に箸、主食、主菜、副菜、汁物、牛乳を、1〜2人で30人ぶん盛り付けるのは限界があるので、給食の内容を見直すべきだという流れになりました。これが簡易給食です。栄養価は不足しますが、栄養価よりも感染症対策を優先するという方針です。

この方針に従い、最終的に着地した「パンとシチューだけ」というような感染症対策優先型の献立は、メディアに取り上げられることにもなりました。そして「子どもたちがかわいそう」「あまりに貧相だ」と注目されてしまったのは、ご記憶の方も多いことでしょう。

さらに学校を2部制にすることで、教室にいる人数を半分に調整して密を避けて給食を食べるなど、給食対応は混乱を極めました。

こうして、にぎやかで楽しい給食時間はなくなってしまいました。周りを見て学ぶということがなくなった影響なのか、箸使いが悪くなり、食事のマナー、姿勢や食べ方にも問題が増え、残食は多くなり、フードロスの問題のほうで栄養士の悩みが増えています。

現在はコロナ禍の制限もずいぶんと解除されてきました。東京都の場合、前向き給食は継続しているものの、黙食はやめています。子どもたちが白衣を着て自分たちで配膳をし、いただきますと声に出して言う。そして給食時間中に隣の人と話し、自由におかわりをし、和やかに食べる。こういった風景がついに戻ってきたのです。

栄養士も、これまで喫食中には立ち入り禁止だった教室にまた行けるようになったので、「食べながら学ぶ5分間指導」という食に関する指導を始めたり、箸使いの正しい方法を教えたり、給食指導をやり直している最中です。

残食量といえば、新型コロナが流行する前は人気メニューだったはずのスープが、余るようになってしまいました。ずっと不思議に思っていたのですが、ある時、「おかわりが禁止になったからだ！」と気が付きました。汁物は全員分をちょうどの量で配膳するのが難しいのでどうしても余ってしまいます。これまではその余りを誰かがおかわりしてくれていたのですが、感染対策としてそれができなくなり、残食になっていたのでした。

通常の給食に戻るにつれ、残食の量がずいぶんと改善してきました。ほとんどの学年でスープを完食しているので、もう少し量を増やせるか計算しているところです。

食の楽しみが犠牲になっていないか

ここまで、給食にまつわるさまざまな基準を紹介してきました。どれほど厳格な衛生管理を行なっているのか、おわかりいただけたかと思います。日本の給食は食の安全の面で世界トップレベルだと胸を張って言えます。

しかしその一方で、それが本当に子どもたちのためになっているのか？　という点には議論の余地があると、私には感じられます。衛生管理基準も、あるいは栄養面の基準も、子どもたちの食の楽しみよりも優先されすぎている面もあると思うのです。

衛生管理面でのあまりにも膨大なルールは給食現場の非効率を生んでいますし、栄養面の基準は改定を経てさらに塩分が減り、一方で亜鉛や鉄など摂取が難しい栄養素の基準は下がることがありません。子どもたちの好物を献立に入れる難易度は年々上がっています。

食の安全面も栄養面も決してないがしろにすることはできませんが、重視するバランスを少しだけ「食の楽しみ」のほうに傾けるという動きも必要ではないかと、私は給食室の片隅でひとり、考え込むことがあるのです。

＊１―「学校給食摂取基準の策定について（報告）」学校給食における児童生徒の食事摂取基準策定に関する調査研究協力者会議（平成23年３月）
＊２―「ＨＡＣＣＰの考え方を取り入れた衛生管理のための手引書～委託給食事業者～」（公社）日本給食サービス協会、（公社）日本メディカル給食協会（令和３年５月）
＊３―「学校給食における食中毒防止Ｑ＆Ａ」（独）日本スポーツ振興センター
＊〈学校栄養士ってどんな仕事？　「給食甲子園」優勝の栄養士に話を聞いた！〉スタディサプリ進路　２０２０年２月７日　https://shingakunet.com/journal/career/20200204000012/
＊〈Ｏ１５７ 堺市学童集団下痢症を忘れない日〉堺市ホームページ　２０１９年６月27日
https://www.city.sakai.lg.jp/kosodate/kyoiku/gakko/yutakana/anzen/o157/o157wasurenai.html
＊「学校給食調理従事者研修マニュアル」文部科学省スポーツ・青少年局学校健康教育課（平成24年３月）
＊「調理場における衛生管理＆調理技術マニュアル」文部科学省スポーツ青少年局学校健康教育課（平成23年３月）

コラム こんなに違うよ世界の給食

私が見た、世界と日本の給食の違いをご紹介します。

台湾の給食は日本と似ていて、給食室で作られた給食が教室へ運ばれ、それを大人や子どもたちが配膳します（学校によって多少の差はあります）。

しかし日本と違うのは食器です。台湾では銀色のステンレス製のボウルなどを、家から何個も持参します。すると当然ですが、お皿のサイズが家ごとに違うので、盛り付け量に差が出てしまうのです。成長と健康にふさわしい栄養の摂取量を常に計算している栄養士としては、すべてが無駄になる瞬間を見るようで、頭をかきむしりたくなってしまいます。

台北市の隣にある新北市の小学校での視察中、私はとある子に目が釘付けになりました。その子は大きな丼1個だけを持参しています。この日の献立は、ごはん、豚肉ソテー、野菜の和え物、卵スープです。丼1個のその子はまさかの「全部入れ」、まるでおじやのようです。

「とにかく食べられればいい」という感覚が、保護者にも子どもにもあるのでしょう。

しかし、給食は食事マナーを学ぶ場でもあります。日本の給食のように、お皿の使い方、並べ方、箸の使い方まで学ぶ〝教材としての給食〟のよい部分を取り入れてもらえたら、と強く思いましたし、それには国ぐるみのサポートが必要だと感じました。

ただし、食べ残すことはもったいないと思う意識が強い子どもたちで、「おじや」になっていても、きれいに完食をします。

かたや台北や東京では、きれいに分けて盛り付けされていても、残食が多い地域もあります。日本の給食が理想だと信じていても、残食の山を眺めていると、丼1個に混ぜ込んだ給食を完食していたあの子のことを思い出し、何が正しいのか、わからなくなってしまうことがあります。

次にご紹介するフィリピンのマニラで見た光景は、日本ではあり得ないものでした。お昼になると、子どもたちは学校の外に出て屋台で買い食いをするのです。

日本では防犯のため、児童が学校の外に出ることはできません。そもそも学校にお金を持ってくること自体、トラブルの原因になるので禁じられています。

フィリピンではお昼になると、学校の周りに屋台が続々と出てきます。子どもたちに人気なのが揚げ物を売る屋台です。あとは果物やベビーカステラのようなものに甘いシロップをかけたものが人気でした。栄養バランスという観点からはずいぶんと外れてしまっていますね。

子どもたちにインタビューをすると「好きなものを食べられて嬉しい」と言っていました。日本のようにみんなで同じ給食を食べることはどう思うかと聞くと、「自分の好きなものをなぜ食べられないのか」と言います。教職員も屋台やカップ麺でお昼を済ませているなかで、日本流の給食観をマニラの子どもたちや保護者に浸透させるのは難しいものがあると感じました。

外国では理想的な健康バランスよりも、「美味しければいい」「楽しければいい」「自分で選びたい」「安くてお腹いっぱい食べられればそれで十分」という風潮が強くあります。給食があるなら手間が省けて歓迎したいという保護者もなかにはいますが、「それが無料なら」という条件付きです。自治体による給食サポートがない状態では、保護者の金銭負担は必要になります。そうなると、現状を変えるのは至難の業です。

ほかに、オーストラリアでは多くの子どもたちが弁当を持参します。学校の売店で好きなものを買って足すこともできます。

フランスでは給食を食べるかどうかを自由に選べます。食べない子どもは昼休みに家に帰ってお家の人と食べます。家族も仕事場からいったん帰り、みんなで昼食を食べてからまた学校や仕事に行きます。

現地で暮らす日本の方に話を伺ったことがありますが、アメリカやフランスでは給食といってもブッフェスタイルがスタンダードです。自分で選ぶ力は育ちますが、幼い学童期から正しい選択ができるとは限らず、栄養面での心配があるのも事実です。ブッフェでの一番人気は、とにかくじゃがいもだそう。フライドポテト、マッシュポテト、ポテトソテーと、じゃがいもの消費量が凄まじいそうです。

第5章 給食とお金

予算が足りなくなるのが一番怖い

この章では給食の予算管理や給食費、納品業者の選定など、給食にまつわるお金の話をご紹介していきます。

給食は、必ず決められた予算内で作らなければなりません。予算は、保護者と教職員から徴収する給食費と、自治体から補助される費用の総額です。

給食は1年単位の運営なので、「徴収した給食費から食材費を支払う」というサイクルを毎月繰り返し、年度末の3月には残金をできるだけ少なくして、0円に近い数値で会計を締めることを目指します。

献立作成ソフトに「食材の平均単価」の表示機能が備わっていますし、さらに最近の納品金額を献立作成ソフトに入力していけば、ある程度の金額予測ができるので予算管理に役立ちます。食材の値上がり・値下がりを予測しながら、すでに決めてある献立内容を微調整するのです。

1年を通して等しく予算を割り振るのではなく、メリハリをつけた配分をしていくのが、やりくり上手な栄養士です。予算いっぱいまで使った強気の献立を立てていく月、少し抑えていく月、といった按配です。

どのように考えてメリハリを付けているのか、ご紹介してきましょう。

学校栄養士にとってもっとも怖いのは、予算が足りなくなることです。万が一、足りなくなったからといって「ひとり１０００円追加徴収させていただきます」などと、あとから集金することは不可能です。私自身は予算が足りなくなった経験はないのですが、予算管理に失敗して年度の途中でお金が足りなくなった事例を聞いたことはあります。

予算が足りなくなる大きな原因は、食材の値上がりです。急激な物価の上昇といった予期せぬ外部原因があると、計画通りにいかなくなってしまうのです。

とくにここ数年は世界情勢の悪化から来る急激な物価高のため、給食の予算は逼迫《ひっぱく》しています。本書を執筆している令和５（２０２３）年10月現在、私自身も「今年度はついに予算管理に失敗するかもしれない」という恐怖を抱えて献立と向き合う日々を送っています。

もし予算が足りなくなった場合は、栄養価のバランスは二の次になっても、もやしなどの安い食材を駆使しながら給食をなんとか存続させるしかないでしょう。もちろん教育委員会から栄養面について指導が入るでしょうが、背に腹は代えられません。

SNSで時たま「今の給食はこんなに貧相だ!」などというコメントとともに給食の画像が投稿されて「子どもたちがかわいそうだ」と話題になることがあります。子どもたちがかわいそうだという点はまったくもって同感ですが、私は物価高と格闘しながら必死にその献立を作ったであろう同業の方の心中を思うと、いたたまれなくなってしまうのも事実です。

予算を浮かせたい時に活躍するメニューはまぜごはんです。肉の単体料理や魚の切り身を丸ごと使う献立に比べると、使用する肉・魚の量は格段に減らせます。唐揚げなら1人あたり60グラムの肉が必要ですが、まぜごはんの場合、1人あたり20グラムあれば十分です。さらに野菜ときのこもたくさん混ぜればボリューム感も食べやすさも増す上、野菜やきのこの摂取量も増やせます。栄養価を満たしつつ、予算は安く済ませられて大助かりです。

3月の献立が豪華になりやすいワケ

とはいえ、節約しすぎて予算を極端に余らせてしまうのもこれまたNGです。「予算を余らせたほうが栄養士の先生はほっとできるでしょう？」とよく聞かれますが、余らせすぎてもいけないのです。

年度末の時点で1人あたり1食ぶん以上の給食費が余った場合は、児童ひとりひとりに返金しなければなりません。給食費が1人あたり1食250円・児童数が600人の学校の場合、予算が15万円以上余ったら返金です。

返金作業には多大な手間がかかるので、「うまくやりくりしたお金なんだから、来年度に繰り越しをさせてもらえたら助かるのになぁ」と栄養士の立場としては思います。しかし、それでは卒業生が少し損をして、新入生が少し得をすることになってしまいます。そのような不公平感をなくすためにも、1食ぶん以上の予算が余ったら返金という原則になっているわけです。

年度末の3月までは月の予算をやや余らせるような節約ペースで予算を使い、「これなら予算が確実に余る」と確信できたら、今度は予算の使い切りを目指してメニューを豪華にするのが一般的です。そのため、3月の献立は豪華になりやすいのです。

しかし、第2章でご紹介したように、献立は半年前から計画していて内容はほぼ固まっています。予算が余ることがわかったからといって、それをどのように豪華にしていくのでしょうか。

たとえば、節約系メニューを、直前にお知らせしてリッチメニューに替えていきます。活躍するのはエビや牛肉、どちらも普段はなかなか出せない高価な食材です。チキンカレーをビーフカレーやビーフシチュー、ビーフストロガノフにランクアップします。あるいはメインメニューをアジフライからエビフライに変更するなどして、余った予算を使い切るようにするのです。

「進級（卒業）を控えた3月だし、豪華でもいいんじゃない」と保護者にも好意的に受け止められることが多いですし、子どもたちはもちろんとても喜びます。

ベテラン栄養士ともなると、3月ではなく年明けの1月ぐらいから豪華度アップの献立にしていきます。この按配は栄養士の経験や腕が問われるところです。

こうした予算管理やお金のやりくりについて、栄養士になるための学校では基本的に学びません。というのも、すべての栄養士が学校で働くわけではなく、予算管理に携わらない栄養士職が多いため、学校で一律に学ぶカリキュラムにはなっていないのです。

学校栄養士は予算のやりくり術を現場で身に付けていきます。食材の価格を日々記録することで、年間の価格の動きを把握し、予算の目星を付けることができるようになってい

学校給食費調査

区分	令和3年		
	給食回数(回)	給食費月額(円)	対前年度上昇率
小学校	192	4,477	3.1%
中学校	188	5,121	3.6%

区分	平成30年	
	給食回数(回)	給食費月額(円)
小学校	191	4,343
中学校	186	4,941

※給食費月額とは、保護者の年間負担額の平均月額(年間負担額を11か月で除した額)。調査対象は、完全給食を実施する公立学校。

出典:「令和3年度学校給食実施状況等調査」文部科学省

くのです。

なぜ給食は1食260円ほどで食べられるのか

物価高の影響を受けて、近年は全国的に給食費値上げの動きが出ています。令和３（２０２１）年度の全国の小学校給食費は、平均月額４４７７円（１食あたり約２５６円）、中学校５１２１円（１食あたり約３００円）で、過去最高額となりました。上の表を見ると、平成30（２０１８）年度の調査に比べて３〜４％の値上げとなっていることがわかります。

給食費の内訳は食材費のみです。一般的な飲食店で支払う価格には食材費以外に電気・ガス・水道などの光熱費、人件費が加わっていますが、給食の場合、それらは税金で賄われます。

もし、一般的な飲食店のように諸経費すべてを給食費で賄おうとすると、1食1000円は超えるでしょう。さらに土地代も加味すれば、場所によって1食2000円を優に超え、都会のこじゃれたレストラン並みの価格になってしまうはずです。そう考えると、給食はかなりお得な価格に思えてきます。

先ほど述べたように、小学校給食費の平均月額は4477円（1食あたり約256円）ですが、実は自治体ごとに差があります。「令和3年度学校給食実施状況等調査」（文部科学省）から、小学校の給食費の平均月額が高い都道府県を見てみましょう。

1位　長野県……5090円（年間実施回数200回。1食あたり約280円）
2位　新潟県……5008円（年間実施回数194回。1食あたり約284円）
3位　徳島県……4969円（年間実施回数192回。1食あたり約285円）

一方、安い都道府県はどうでしょうか。

1位　滋賀県……3920円（年間実施回数189回。1食あたり約228円）
2位　長崎県……3975円（年間実施回数190回。1食あたり約230円）
3位　茨城県……4011円（年間実施回数197回。1食あたり約224円）

給食の内容に差があるので、「あそこの県の給食費は安くていい」などと単純に決め付けることはできません。たとえば月額の給食費がもっとも高い長野県は、「長期休暇が短いため、年間の提供回数が多く、月平均で計算すると高く計上されがち」という集計上の理由もあります。また、地場産物など地域に根ざした食材を使うことに強くこだわっているといいます[*1]。

しかし、月額給食費がもっとも高い県ともっとも低い県では、年間の給食費が1万2870円の差があるのも事実です。給食費の地域格差は今後広がっていくのか、狭まっていくのか、注意して見ていきたいところです。

カニや神戸牛が給食に!?　うらやましい自治体補助

保護者から徴収する給食費のほかに、自治体が独自に取り決めた補助費も予算のうちに入ります。「1食あたりいくら」という補助金が出ることもあれば、食材が無料提供されることもあります。

兵庫県では漁業組合によるカニの無料提供、新型コロナウイルスの影響で需要の減った神戸牛の無料提供などが話題になりました。保護者にとっても予算を預かる栄養士にとっても助かる施策です。

ほかに給食費を抑えられる施策として、週に数回「米を自宅から持参（持参米飯）」というスタイルの地域があります。北海道や埼玉県などで現在も実施されています。静岡県では1970年代後半から持参米飯を続けていて、「愛情弁当」というネーミングを付け、家庭からの愛情をお昼に感じられる取り組みとして全国的に注目を集めました。

持参米飯は給食費が抑えられるほか、朝にお米を炊くことになるので児童生徒の朝食の欠食を防げるというメリットがあります。お米の収穫量が多く、毎日お米を炊くことが習慣になっている地域の場合、「お米は持参」と言われてもあまり抵抗がない家庭が多い点にも助けられているようです。

給食を運営する側にとっては調理の手間が減りますし、センター方式の場合は配送量が減らせるという大きなメリットがあります。

一方、近年では「自宅で炊いた白米を持参すると夏場は食中毒が心配」「米だけとはいえ、保護者に負担をかけるのはどうなのか」「ほかの地域は学校で提供されるのに」などの声が上がるようになりました。

持参米飯になじみのない他県の人からも、「ごはんの量に違いが出てもいいのか」「ふりかけはかけてもいいのか」「玄米を混ぜてもいいのか」など多くの質問が上がり、「地方の謎ルール」という文脈で、テレビ番組などのメディアで紹介されることもあります。

こうした意見を受けて持参米飯を廃止する自治体は増え、実施している自治体は年々少なくなっているのが現状です。

ちなみに静岡県浜松市のルールでは、原則白飯で、梅干しやふりかけはＯＫとしつつ、炊き込みごはんは傷みやすいので禁止、となっていました[*2]。浜松市は令和４（２０２２）年３月で、持参米飯を廃止しています。

給食費の未納を防ぐ仕組み

給食費の未納問題は昔からたびたび話題になりますが、今は「お金がなくて給食費が払えない」という状況は制度上は〝起こらない〟ようになっています。文部科学省の調査「平成28年度の学校給食費の徴収の実態」によれば、未納者の割合は小学校で０・８％、中学校で０・９％となっています。

というのも、収入が低い家庭には２種類の援助があるからです。

ひとつは国や自治体が行なう就学援助です。これは家庭の収入が一定以下の場合に給食費を全額補助する制度です。ほかに学用品費や修学旅行代金なども就学援助に含まれているので、申請することで家計の助けになります。

もうひとつは生活保護です。生活保護費のなかに給食費が含まれていて、こちらに該当する場合も、給食費の心配がなくなります。

就学援助も生活保護も、自治体から直接学校の給食費口座に該当の金額が振り込まれることになっているので、未納にならない仕組みなのです。

しかし、いくら制度があっても申請しなければ適用されることはありません。制度自体を知らないご家庭や、公金に頼ることへの申し訳なさから申請をしないご家庭もあります。

あるいは、援助制度の適用外となるレベルの収入があっても、物価高の影響もあり「負担を減らせるに越したことはない」と考え、給食費が後回しになってしまうご家庭もあるでしょう。

こうした実情を踏まえ、給食費の無償化に踏み切る自治体も増えてきています。

セーフティネットとしての役割

給食費の未納問題から少し話はそれますが、給食はネグレクトをされていたり、ご家庭が貧しかったりして満足に食事が摂れていない子どもの、セーフティネットとしての役割を期待されることがあります。

実際に、私が学校栄養士として働いてきた約15年で2、3人ほど、ネグレクトが原因で朝ごはんも夜ごはんもまともに食べていない児童がいました。そういう子どもにはせめて給食をたくさん食べてほしいと思うのですが、朝も夜も食べていないので胃があまり食べ物を受け付けず、結局みんなよりも少ないぐらいの量しか食べることができません。

学校では校長が中心となって児童相談所などと連携し、子どもが安全かつ適切に養育される環境を模索します。私の知るその数人はみんな、施設から通いやすい地域に転校していきました。

　ご家庭の抱える問題のしわ寄せが無力な子どもたちにいってしまうという現実があるなかで、学校に行けば必ず食べられる給食制度はより一層重要なものになっているという実感があります。

給食費の無償化に踏み切る自治体が増加中

先ほど、令和３年度の小・中学校の給食費は、平成30年度の調査に比べて３〜４％の値上げになっていると述べました。消費者物価指数でみると、食料品全体の価格は平成23（２０１１）年から令和３（２０２１）年にかけて１割上がっているので、それに連動した上昇だと言われています[*3]。

　このような物価高や少子化への対策のひとつとして、近年、給食費の完全無償化を実施している自治体が多くあります。保護者の負担が軽減されることから非常に好評です。学校側としても未納金の催促など、給食費徴収の手間がなくなります。

　日本農業新聞の記事によると、令和４（２０２２）年度はロシアによるウクライナ侵攻や円安に伴う物価高騰を受け、全国約１６００市区町村の３割が給食費を無償化したこと

2022年度に給食を無償化した自治体の割合

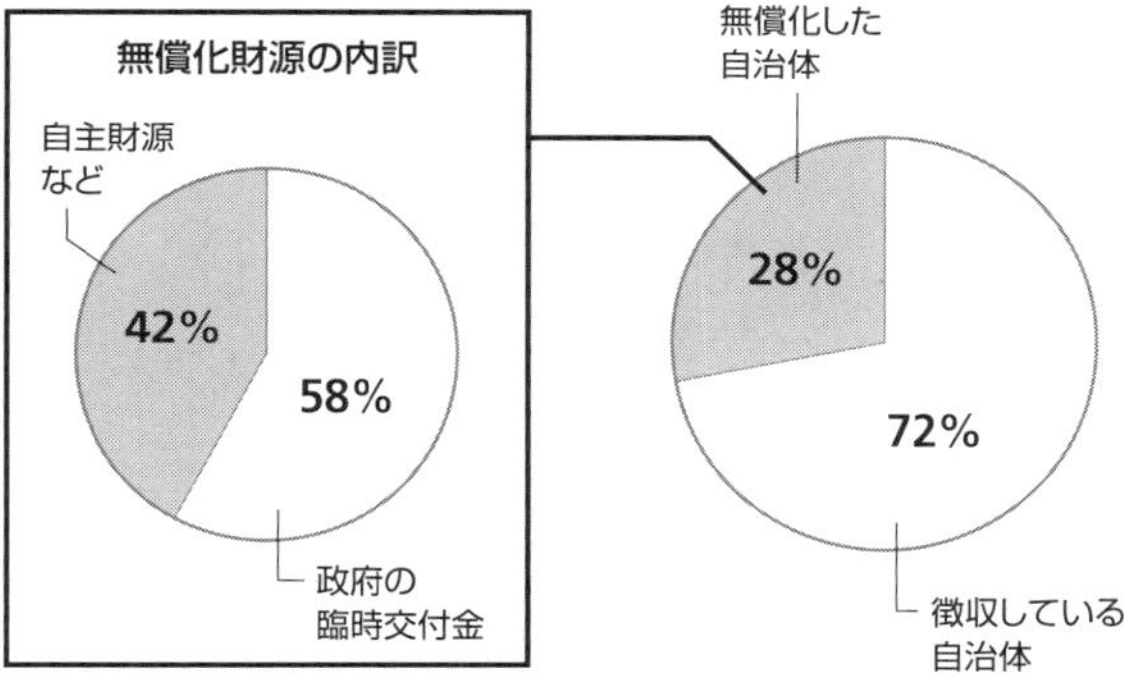

出典:日本農業新聞(2023年2月22日)

が、同新聞の調査で明らかになったそうです[*4]。そのうち6割は、物価高対策にも活用できる政府の臨時交付金を活用しているとのことです。

私の勤務する文京区でも、令和4年6月以降、1食あたり10円の給食費が補助されています。食材費の高騰ぶんを区が負担することで、保護者から徴収する給食費を据え置いたのです。日本農業新聞の記事にあるように、財源は国からの地方創生臨時交付金でした。

さらに、令和5(2023)年9月からは、文京区立の小・中学校で給食費が無償化されました。計30校の児童生徒約1万3300人が対象となります。東京都では続々と無償化の動きが広まっていて、自治体による給食費の助成が各地で加速していることは間違いありません。

給食費の無償化は保護者に歓迎されるため、選挙公約で「給食費無償化」を掲げる候補者もいます。しかし、当選後に公約が実現できていないケースが問題になることもあります。

簡単に実現できないのは、数億円の財源が必要で、自治体全体での財務管理の調整が不可欠だからです。たとえば大阪府東大阪市の場合、小・中学校の給食を無償化にする費用は11億５０００万円ほどだといいます。東大阪市の令和５年度当初予算の税収入が約８００億円であることを考えると、かなりの負担です。このため、東大阪市では小学校は有償、中学校のみ無償としていますが、それでも年４億円かかるのです[*5]。

そもそも学校給食法では「給食費は保護者負担」とされています。

（経費の負担）

第十一条　学校給食の実施に必要な施設及び設備に要する経費並びに学校給食の運営に要する経費のうち政令で定めるものは、義務教育諸学校の設置者の負担とする。

2　前項に規定する経費以外の学校給食に要する経費（以下「学校給食費」という。）は、学校給食を受ける児童又は生徒の学校教育法第十六条に規定する保護者の負担とする。

「学校給食法」

学校給食法に従えば自治体が給食費を負担する必要はないですが、それでも「子育て世代人口の獲得につながれば」というねらいもあり、無償化に踏み切る自治体が増えているのが現状です。

納品業者と栄養士の癒着は可能か

学校給食の食材はさまざまな業者と契約を結び、納品してもらうことになっています。予算を預かる栄養士としては、新鮮で上質な食材を少しでも安く納品してくれる業者と契約したいと常々思っています。

そうは言っても、栄養士の独断で新規の業者との契約ができるわけではありません。業者との契約は1年または2年の更新制で、どの業者と取引するかについては、栄養士が校長に提案したり、複数名参加の納品業者選定会議を開いたり、自治体や学校によって決定過程にちがいがあります。

「取引したい業者の資料を校長に提出すれば承認してもらえる」というところもあれば、「校長にプレゼン・説明をした上でやっと会議の開催が検討される」というところもあります。プレゼンや会議では、価格表など業者の基本データを見ながら、「なぜここに切り替えたいのか？」「肉屋さんとはすでに契約があるのに、また増やすのはどうして？」といった質問に、栄養士が回答します。

取引業者の選定に関われるのだから「栄養士は業者からキックバックをもらっているのではないか」「癒着の温床ではないか」などと思われるかもしれませんが、私の知る限りでは、給食にまつわる談合や収賄で栄養士が逮捕された例はありません。ただし、給食にまつわる談合や収賄事件自体は存在しています[*6][*7]。

栄養士は確かにお金を扱います。しかし、予算を預けている口座から「入金」するか、「出金」するか、片方の業務にしか携われないようにすることが推奨されています。しかもお金の処理には栄養士、事務担当職員、給食主任、副校長、校長といった大勢の責任者の印鑑が必要なのです。不正防止のシステムが確立されているわけです。

さらに、発注や納品に関する書類は最低5年間、紙の状態で保存するのが行政文書の決まりなので、不正ができるような隙はほぼありません。外部の会計監査が毎年あり、そこで帳簿類にチェックが入りますから、入金と出金の流れ、残高の整合性が取れていなければすぐにバレてしまうのです。万が一誤魔化せても、栄養士は３～５年で必ず異動になるので、後任の人が帳簿関係を見ればすぐにわかります。そんななかでも不正のできる隙を見つけるのが犯罪者なのかもしれませんが……。

大手業者が強い食材、個人商店が強い食材

ひとつの学校でだいたい８社前後の業者と契約をしています。八百屋さん、肉の加工会社、水産加工会社、乾物屋さんなどです。それぞれ、あえて二、三の業者と契約をして、月の前半と後半で仕入れ先を分散させています。独占からくる癒着を防ぐ目的と、アクシデントがあった際に別の業者から急遽調達できるよう、複数の業者と取引をして信頼関係を築いておくことも大切だからです。

魚は個人商店ではなく、水産加工会社との契約が多いです。１日に６００切れ以上もの切り身を用意して運ぶには、個人商店ではなく加工会社の規模でないと賄えないからです。水産加工会社の作業場で、学校栄養士が指定したグラムの切り身にカットした上で、納品

してもらいます。肉も同様に加工会社と契約しています。

　肉と魚については、数百という単位の個数をぴったり同じグラムで揃える技術や、複数校から注文が一度に重なっても対応できることが必須です。第1章で述べたように厳格な温度管理での納品が求められており、冷蔵車や冷凍車も必要であるため、個人商店ではなかなか納品業者に選ばれないという背景があります。

　しかし、大きな加工会社に頼るばかりではなく、たとえば豆腐とこんにゃくについては、個人営業の専門店と契約している学校が多いです。豆腐の使用量はそこまで多くないことと、豆腐1丁のサイズではなくキロ単価で注文するので、1丁のグラム数を厳密に揃えてもらう必要はないからです。麻婆豆腐や肉豆腐の時には多少、発注量が増えるものの、個人商店でも事前に準備をしてもらえば対応可能な範囲です。

　八百屋さんも個人商店との契約が多いです。地域活性化につなげようということで、地元の個人商店との契約が推奨されています。個人商店はどうしても大型スーパーに負けてしまいますから、給食の契約で助かっている側面があります。

　乾物屋さんはライバル店が多く、しのぎを削っています。乾物屋さんと呼んでいるものの、実態は「なんでも屋さん」です。おもな守備範囲は調味料ですが、お米でも魚でも肉でも、業者との間に入り、なんでも持ってきてくれます。ただし発注が簡単にまとめられるぶん、中間マージンが取られて少し割高となります。「それでもいいからこの材料が必要！」という時に頼りになる存在です。

大きな加工会社などにとって学校給食はあまりうまみのある取引ではありませんが、個人商店にとっては、学校と契約ができると、売り上げとしては相当な額になります。

たとえばお米で試算してみましょう。６００食の学校で1回に３２０合を炊き上げます。これが週に3回だとすると、年間で約１１５回。５５００キロ前後のお米を使用しています。1キロ単価を５００円とすれば、1年間で２７５万円以上の売り上げになるのです。さらに、大型休暇を除いた平日はコンスタントに大量に注文が入るので、安定収入が見込めます。

ですから「うちと契約をしてほしい」と学校に営業に来られる業者の方は多いです。

もっと取引量の増える給食センターともなると、納品業者選定会議や、入札やプロポーザル（提案）が必要で、契約業者は簡単には決まりません。学校1校単位より数倍大きなお金が動くからです。

子どもの口に入る食材を扱う業者だからこそ、厳格な手続きを踏んで、安定して安全な食材を納品できる会社が選ばれています。

栄養士が冷や汗をかく発注ミスの恐怖

業者への発注書は1か月ぶんの注文をファクスで送信します。「今どきまだファクスなのか！」とびっくりなさるかもしれませんが、ほとんどの自治体がいまだにファクスを用いています。

納品業者のなかには高齢の方もいて、メールが使えなかったり、メールの文面では読みづらかったりということもあります。ここの業者はメールで、こちらの業者はファクスにする、などと分けると、手間も発注もれリスクも増えるので、ファクスに統一しているのが実態です。

以前ある大臣が、ファクスが霞が関界隈の「テレワークの阻害要因」のひとつだとして、今後廃止を検討している旨を発言しました。この報道を見た時に、もし学校現場までファクス禁止令が下ったらどうしようかと焦ったものです。

また、学校には外部へのメール送信機能がオンになっているパソコンが1、2台しかありません。情報漏洩を防ぐための措置ですが、そのためメールが使える共用パソコンは席が埋まっていることが多く、この点からも発注書をファクスで送る商習慣はなかなか変わりません。

第２章で述べたように、献立作成ソフトで発注書が作成できるので、それをプリントアウトしてファクスで注文をかけるのが定番です。発注もれがないか、入念に確認します。

１日の献立で使用する食品数は、調味料などを含めて約30〜50品もあります。その発注書を１か月ぶん作っていると、どうしてもうっかりミスの可能性が出てくるのです。給食は大量調理ですので、万が一もれがあった場合は〝大事故〟になります。

たとえば１日６００食を出すような平均的な学校の場合。唐揚げ用の鶏肉なら、30グラムを１人２切れ使用するので、１２００切れ（36キロ）が必要になります。スーパーマーケットで代わりの品を見つけることなど到底できません。

２００ミリリットル入りの牛乳パック６００個の調達も困難でしょう。一般的なスーパーマーケットでは６００個も置いていません。

実際に牛乳の発注もれをした栄養士の事例を聞いたことがあります。その人は、まず１リットル入りパック１２０本をスーパーをはしごして買い占め、その後ホームセンターで６００個のコップを調達したそうです。

ほかにも私が知っているケースでは、パンの発注もれをしてしまった栄養士さんがいました。同じパンを何百個も、数時間で調達することなど不可能です。なんとかならないか……と給食室の倉庫を見ると、次の日に使う予定のお米があったそうで、急遽炊飯をし、主食をごはんに変えて提供することができました。

ところが、この日はパンとシチューとサラダの洋食だったそうで、ごはん・シチュー・サラダになってしまいました。「ごはんとシチューは合わない！　どうやって食べればいいの!?」と教室は大騒ぎになってしまったそうです。

このように、大量調理での発注もれは大変な事態になってしまいます。事前に配布した献立表から突然の変更があった際は、保護者への謝罪文書を配布したり、返金措置がとられたりすることもあります。何よりも子どもたちが悲しみます。

栄養士を何年やっていても、発注をする時は心配で何度も確認をします。発注書や次の日の献立などは印刷して持ち帰り、心配になれば見直して確認を行なうのが毎日の日課です。

＊１―〈なぜ給食費が高い？ 全国主要都市で長野市が最高額…理由は「地産地消」「安心安全」【長野発】〉ＦＮＮプライムオンライン ２０２１年10月25日 https://www.fnn.jp/articles/-/253641

＊２―〈浜松では週１回、給食に「ご飯」持参 ルーツは…豊岡村【ＮＥＸＴ特捜隊】〉あなたの静岡新聞 ２０２０年７月16日 https://www.at-s.com/news/article/n-toku/shizuoka/787284.html?news=899926

＊３―〈食材高騰、給食費が過去最高に…小学校で最も高い長野県５０９０円・最も安い県は３９２０円〉読売新聞オンライン ２０２３年３月30日

＊４―〈「学給無償化」自治体３割で実施 本紙調査 継続へ財源課題〉日本農業新聞電子版 ２０２３年２月22日 https://www.agrinews.co.jp/news/index/138479

＊５―〈給食無償化、小中９年間で40万円超 自治体に重荷〉日本経済新聞電子版 ２０２３年４月22日 https://www.nikkei.com/article/DGXZQOUF039P10T00C23A4000000/

＊６―〈名古屋市の中学校給食の入札で談合疑い…７社に公取委が立ち入り検査〉読売新聞オンライン ２０２３年１月17日 https://www.yomiuri.co.jp/national/20230117-OYT1T50100/

＊７―〈【独自】給食配送巡り収賄容疑、東大阪市議を書類送検…贈賄容疑の業者元役員も〉読売新聞オンライン ２０２２年７月26日 https://www.yomiuri.co.jp/national/20220726-OYT1T50200/

コラム　江戸東京野菜で挑んだ給食甲子園

「全国学校給食甲子園」をご存じでしょうか。平成18（２００６）年から続く、学校給食で提供されている献立を競う全国大会です。私は初めての応募では書類審査落ち、２回目の応募で東京都代表になれたものの、そこで敗退しました。敗退直後から、１年後に３回目の挑戦をすることを誓って全力を傾けた時のことをお話しします。

　この大会は「地場産物を活かした我が校の自慢の料理」というテーマがあるので、ほかの道府県の代表になった栄養士の方々は、石川県の加賀野菜や、北海道の美味しい魚、富山県のカニなど、うらやましい食材を使っています（給食としてふさわしい原材料費に収める必要はあります）。しかし、東京都の地場産物というのは、どうしたらいいでしょうか。

　いろいろと探すうち、「江戸東京野菜」という伝統野菜があることを知りました。ただ、有名レストランのシェフが使うような、ちょっと高級な野菜なのです。値段が高く、流通量が少ないので給食には難しいでしょうが、農家さんに会えば何か変わるかもしれないと一縷《いちる》の望みをかけ、東京じゅうのＪＡに電話して取り次ぎを頼んでみました。

　すると、電話の向こうから怪訝そうな様子が伝わってきます。男性の学校栄養士というだけでもめったにいないのに、農家さんに会いたいと電話してきた栄養士も、江戸東京野菜が欲しいなんて言ってきた栄養士もこれまでいない。「あなた、本当に栄養士ですか？」「個人情報なので教えられません」と、ある意味当然の対応でした。

　とりあえず、畑の多い小平市に休日に出かけてみることにしました。農作業中の農家さんがいたら思いきって話しかけたりしましたが、またしても不審がられてしまいます。

　無駄足か……としょんぼりしながら、昼食を買いに行ったスーパーマーケットに、「この野菜を作ったのは私です」とＰＯＰに生産者の名前が書かれたコーナーがありました。そこに、見たことのない短い人参があります。「馬《ま》込《ごめ》三寸ニンジン」という江戸東京野菜です。ふつうの人参は五寸（約15センチ）ほどですが、三寸（約９センチ）と短いのが特徴です。高級野菜だと聞いていましたが、驚いたことに値段はふつうの人参と変わりません。

　生産者の方の名前をメモして、近くの交番に「タウンページを見せてください！」と飛び込みました。職質を受けつつなんとかタウンページを見せてもらって電話番号を手に入れ、生産者の方に電話したところ、「なんだかよくわからないけど、来てごらん」と言ってもらえて、やっと農家の宮寺光政さんに会えたわけです。

しかし、見ず知らずの人間がいきなり「給食用に野菜を売ってくれ」と言っても、うまくいく気がしません。それは丹誠込めて野菜を作っている方に対して失礼だと思いました。そんなことを考えていたら、口から自然と「雑草抜きをお手伝いさせてもらえませんか」という言葉が出ていました。

それから約半年、毎週のように畑に通ってお手伝いさせてもらいながらだんだんと交流を深め、そのうちに、実は給食で江戸東京野菜を使ってみたいのです、という話ができるようになりました。有名シェフがこぞって契約しているので、余っている野菜なんてありません。ところが、

「じゃあ、次はたくさん作付けして、松丸君のところに卸そう」

と言ってもらえたのです。嬉しさがこみ上げましたが、ここで前から気になっていた値段のことを訊いてみました。

「貴重で手間のかかる伝統野菜を、どうしてふつうの人参と同じ値段でスーパーに置いてい

るんですか？」

「伝統野菜ってのは、地元で昔から食べられてきた庶民の野菜なんだ。高級なお店で使ってもらえてありがたいけど、ここに住む人たちにこそ食べてもらいたいじゃないか。松丸君の話を聞いていたら、東京の子どもたちに地元に根ざした給食を食べてもらいたくなった。だからふつうの人参と同じ値段でいいよ」

このお話には心打たれました。全力で献立を考えると改めて心に誓い、校長に委細を相談の上、ついに宮寺さんと直接契約することができました。

江戸東京野菜はほかにも「馬込半白キュウリ」という、皮が緑、黄色、白のグラデーションになっているキュウリや、「寺島ナス」という丸いかわいいナスがあります。なかでも宮寺さんのお気に入りは「のらぼう菜」だそうです。小松菜や菜の花に似ていますが、味はほうれん草に近く、葉物野菜で一番甘いと言われています。

「『のら』が、野良仕事の野良という感じがするのも気に入っているし、昔、江戸時代に飢饉があった時に人を救ってくれた野菜だ。米がなくてものらぼう菜だけはたくさんあって、みんなが飢えをしのげた。かっこいいじゃないか」

そう教えてもらって、これは子どもたちに大人気の野菜になるに違いないと確信しました。子どもたちはヒーローの話が大好きなのです。学校でこの話をすると、案の定「うわっ、かっこいい！」と大興奮です。

　のらぼう菜を使った自信作は「のらぼうめし」です。のらぼう菜を下茹でしてみじん切りにしたものをごま油で炒め、醤油で甘辛く味付けし、ごはんに混ぜたものです。ごはんがうっすら緑色になります。給食甲子園では、ゆかりの紫、きびの黄色を加えて、緑・紫・黄色の江戸カラーを表現しました。

　のらぼうめしを含めたメニューを給食甲子園に応募したところ、あれよあれよと第８回大会の決勝大会までコマを進めることができました。決勝では私と調理チーフが２人で出場し、その場で調理したものが審査されます。そして、見事に応募校２２６６校の頂点に立ち、優勝することができたのです！

「自分たちの食べている給食が日本一なんだ！」と子どもたちが誇りに思ってくれて、出場してよかった、と心から思いました。宮寺さんにもすぐに電話で優勝の報告とお礼をお伝えしたところ、驚いた様子でこうおっしゃいます。

「初めは本当にヘンな奴だと思ったもんだ。でも松丸君、すごい人だったんだな」

「えっ、ヘンだって思ってました？」

「ああ、相当危なかった」

ヘンな奴だと思いながらも畑に出入りさせてくれたんだなぁと、宮寺さんの懐の深さをありがたく思いつつ、優勝の嬉しさをかみしめたのでした。

第6章　栄養と美味しさのベストバランスを探して

あの手この手で食品摂取量の数値を満たす工夫

給食は、学校給食法が規定する「学校給食実施基準」にのっとって運用されていて、その一部である「学校給食摂取基準」が定める栄養素と、「学校給食の標準食品構成表」が定める食品摂取量の数値を満たす献立を作成しなければならないことを、第2章でご紹介しました。

しかし、いくら基準を満たす献立を提供したところで、児童生徒が食べ残すのでは意味がありません。また、時間にも調理員の数にも限りがあるなか、効率よく調理できる献立であることも大切です。

この章では、栄養バランスと美味しさを両立して完食してもらうために、そして効率のよい調理のために、栄養士がどのような工夫をしているのかをご紹介します。きっとご家庭での献立作りや調理にも役立てていただけるところがあるのではないでしょうか。

まずは「標準食品構成表」に出てくる各食品群について、食べることを楽しんでもらいながら摂取量を上げていくために行なっている工夫を挙げていきます。

緑黄色野菜類——高価だが替えが利かない

給食でとくに活躍する緑黄色野菜は人参です。ほぼ毎日使います。

しかし、調理員の仕事は山ほどあって、野菜の切りものだけでも何種類もこなさなければなりません。たとえばカレーの日はサラダもセットになりがちで、さながら〝切りもの祭り〟になってしまいます。人参、じゃがいも、玉ねぎ、サラダ用の野菜……。そのため、献立を作成する時は「サラダもスープも、どちらにもせん切り野菜が必要」という内容は避けるようにしています。

ビタミンAの摂取量が十分なら、無駄に人参を多くする必要もありません。作業効率を考えれば別の緑黄色野菜を増やした方がいい。ほうれん草や小松菜を積極的に使用すれば、鉄分とカルシウムも合わせて摂ることができます。

緑黄色野菜でもっとも悩ましいのは、価格の高さです。とはいえ替えが利くようなものではないので、緑黄色野菜に関しては節約したり、省いたりすることは考えず、積極的に摂取していくことで基準を満たすようにしています。

その他の野菜類――野菜摂取量を助ける「三種の神器」

「その他の野菜類」は、もやし、白菜、玉ねぎ、キャベツのおかげで基準値が簡単にクリアできます。「緑黄色野菜」の人参、「その他の野菜類」の玉ねぎ、キャベツは、野菜の摂取量を増やすための三種の神器と称されています。

値段も安く、年間を通して安定供給されており、子どもたちにも人気が高い〝助かる野菜〟です。

芋及び澱粉――献立に入れる余地を常に探している食材

芋類は子どもたちに人気で、じゃがいも、さつまいも、里芋と、何を使っても、何を作っても喜ばれます。さらにどの種類も安価です。とくにじゃがいもに関しては北海道から九州まで産地が幅広いため、通年購入できる点も安心です。しかし、ここまで優れているのに扱いが意外と難しいのが芋類なのです。

実は、芋類には「それだけでは単品皿が作りにくい」という特徴があります。たとえば野菜類であればサラダなどの一品料理が作れるため、そこにさまざまな食材を盛り込むことで、各栄養素の摂取量を上げやすいというメリットがあります。しかし芋だけで一皿を作ると野菜類が足りなくなったり、芋類特有のボリューム感から、ほかのおかずや主食が食べにくくなったりしてしまうのです。

肉じゃが、カレーライス、シチューなど、どのメニューでも常にうまく入れるようにしないと、芋類の摂取基準量は満たせません。私は献立に芋の入る余地をいつも探している気がします。

調理の手間の点では、じゃがいもや里芋の場合、「球根皮むき機」という大きな機械を利用できます。これは小規模の給食室でもたいてい置いてあります。芋類をどさどさっと入れると、コロコロと皮をむいてくれる便利な調理機械です。給食ではじゃがいもや人参、大根などを「皮付きで使ってはいけない」という衛生面のルールがあるため、大事な工程です（さつまいもやかぼちゃは皮付きも可）。

昨今はＳＤＧｓの観点から野菜ゴミを減らすために野菜を皮ごと食べることが推奨されていますが、ほとんどの自治体の給食では今のところ、衛生面を優先している状況です。

豆類——苦手な子どもの多い、悩みどころ

豆類は本当に苦手な子が多い食材です。基準値は大豆なら１人１回あたりで乾燥状態の

ものを10粒前後です。スープに大豆が10粒も入っていると相当多く感じます。しかし鉄分不足の解消に役立つため、栄養面から見ても豆類は必ず入れなくてはいけません。

もちろん毎日摂る必要はなく、1か月を均した時に基準が満たせているように充足させていきます。活躍するのがカレーライスやシチューなどの人気メニューや、トマト系スープなどです。大豆をペースト状やみじん切りにして入れ込みます。子どもたちにとって食べやすい形や味を模索しています。

豆製品類――苦労知らずの〝食材の王様〟

豆製品類では豆腐や油揚げを汁物に入れたり、麻婆豆腐や擬製豆腐で摂取量を一気に稼いだりする方法で充足させていきます。

擬製豆腐とはどんなものか、ご存じない方にはイメージしづらいかもしれません。豆腐を細かく崩したり裏ごししたりして卵、ひき肉、細切り野菜と調味料を混ぜ、2センチほどの厚さになるよう広げて焼いて、また豆腐状に切った料理です。豆腐多めの豆腐ハンバーグといった感じです。

豆腐といえば絹ごしや木綿が一般的ですが、給食では型崩れを避けるため、木綿よりも固い「押し豆腐」を使用することがほとんどです。押し豆腐は木綿豆腐と同じ重量での栄養価が1・2倍もあります。ハンバーグなどに練り込むなら、さらに固い「絞り豆腐」を使用します。豆腐は低カロリー・高タンパク質で、値段も安価なところが魅力です。

豆製品類は子どもの人気が高く、苦労せずに摂取量を達成できる〝食材の王様〟です。豆腐や油揚げを嫌がる子はほとんどいません。調子に乗って使いすぎてタンパク質の摂取基準をオーバーすることもあるので、ある意味注意が必要な食材です。

きのこ類――プリプリ食感を諦め、徹底的に炒める

子どもたちに不人気なのが、きのこ類です。シチューなどに紛れていると食べられるようですが、すまし汁の具や、ほうれん草と一緒にバターソテーにすると、思いっきり残されてしまいます。きのこのよさでもあるプリッとした形や食感が、苦手な子にとってはイヤなようです。

しかしきのこには旨味成分が多く含まれているので、味自体は受け入れられるはず。そこでしっかり炒めて食べやすい食感にして、まぜごはんや汁物、炒め物などに毎回入れるようにして摂取量を上げています。プリプリの食感を諦め、クニャクニャにするのです。

みじん切りにすることもよくあります。

〝大人にとっての美味しさ〟を追求する町の飲食店とは真逆の方向に全振りするのです。このような点は、給食の特殊なところかもしれません。

魚介類——高い固定費と考え、よいものを買う

魚介類については週1回、1人1切れの切り身を提供することで、基準をおおよそクリアできます。ただ魚は鶏肉や豚肉よりも値段が高く、毎回懐が痛い思いをしています。

給食用の魚選びに大切なのは、種類を吟味することです。安い魚はパサつきが出るので、ある程度予算がかかっても、よいものを選ぶほうが賢明です。私は「切り身の魚＝高い固定費」と捉えるようにしてからずいぶんと気が楽になりました。

月に約4回切り身が登場することになるので、調理法に変化をつけてバラエティ豊かにします。焼き魚、煮魚、揚げ魚。なおかつ旬の魚を使うように心がけます。

春にはサワラやブリ、夏にはアジ、秋になれば秋鮭を指定し、冬にはサバやイワシ。それらを入れつつ、通年で手に入る冷凍のメルルーサ、赤魚、ノルウェーサーモンなどで構成していきます。

それでも切り身ばかりでは飽きてしまうので、重宝するのがツナ缶です。ツナ缶も幸い魚介類に含まれています。「油漬け」「水煮」の2種類があるので、栄養価との兼ね合いで選択します。魚介類が足りていない時にサラダに入れて調整することも可能です。子どもたちにとって食べ慣れている味なので喜ばれる上に、野菜の残食も一気に減ります。ツナ缶を大量に使用した「和風ツナパスタ」も人気献立です。

給食では冷凍の魚介類を使用するのが基本です。安価ですし、アニサキスや食中毒菌を、業務用の正しい冷凍法によって死滅させることもできます。サワラやアジは旬の時期であれば生鮮品を使用することもあります。

卵類——一品料理で摂取量を稼ぐ

卵の摂取量を増やすには、一品料理が最適です。たとえば厚焼き玉子ならば一気に量を稼ぐことができます。

厚焼き玉子といっても、家庭のように厚焼き玉子用フライパンで焼いていては時間がいくらあっても足りません。通常はオーブンで厚焼き玉子を焼いています。みじん切りにした野菜やひき肉を卵液に混ぜ、深型の鉄板で焼き上げた「具沢山厚焼き玉子」は便利な一品です。ほかにもスパニッシュオムレツ、親子丼など、卵を使った一品料理が摂取量を上げることに貢献してくれます。

藻類——忘れていると月末の給食が海藻まみれに

海藻を使うことを忘れていると、月末のサラダやスープに大量投下せざるを得なくなり、給食が海藻まみれになってしまいます。そうならないように、少しずつでも毎日の献立に入れ込んでいく必要があります。

さほど難しいことではありません。サラダには海藻ミックスを、みそ汁や中華スープにはわかめを、和え物にも少量のわかめをというように、常に少しずつ入れるように意識をすれば大丈夫です。

「いつも何かしら海藻が入っているよね」と子どもたちに指摘されることもありますが、これも基準値を満たすため、致し方ありません。

小魚類——アーモンドフィッシュは「副菜」にカウント可能

小魚を献立に取り入れるのには非常に苦労しています。小魚を入れると味が全部「小魚味」になってしまうのです。少し苦みが出てしまうのも残食につながるので、扱いが難しい食材です。

「小魚を汁物の出汁にする」という手もなくはないのですが、出汁を取っただけでは摂取量に計上されない決まりになっています。ですから身も食べてもらう前提で、みそ汁などに最初から入れることがあります。とはいえ、それはそれで不人気です。「変な魚が入ってる！」と子どもたちが騒ぐこともあります。あまり使いたくない作戦なのです。

一方、しらす干しは柔らかくて美味しいので人気ですが、値段が高いのがネックです。ごはんの上にかけて食べるほどの量はなかなか用意できません。

このように栄養士を悩ませる小魚類なのですが、基準値を満たすために救いとなる点が2つあります。

まずは、ししゃもが小魚扱いになっている点です。月に1度、ししゃもを提供するとかなりの摂取量が稼げます。予算との調整になりますが、できれば3匹は提供したいところです。ししゃもは「焼き」でも「揚げ」でも「煮る」でも美味しく、子どもたちからも好まれているので助かります。

もう1点は「アーモンドフィッシュ」が使えることです。おやつのように見えますが、副菜として扱う栄養士が多いです。その日の献立の主菜や汁物に野菜をたくさん使用しているのであれば、アーモンドフィッシュを副菜として入れると、お手軽に小魚類を摂取できて助かるのです。1～2か月に1回は出している学校が多いです。

ほかに、旬の時期はメヒカリやワカサギも使っています。ハタハタは頭を取ってから調理をして提供するとよく食べてもらえます。「目が怖い」という声を聞いたことがあるので、目は除去したものを注文しています。子どもたちの要望に耳を傾けると、残食を減らすことにつながります。

通年で購入できるカタクチイワシは子どもたちに人気がないものの、便利な上に鉄分も摂れるので、なるべく取り入れるように心がけています。少しでも美味しく食べてもらいたいので、大学芋に小魚を揚げたものを混ぜるなど、工夫をしています。

肉類——少量の加工肉に頼って摂取量を抑える

肉類は、使用量が基準をオーバーしてしまいがちなので注意が必要な食材です。ハンバーグにしろ肉団子にしろ、「もっと大きくしてあげたい」という心理が常に働いてしまうからです。豆腐やおからを混ぜてかさ増しするなどして、一緒に豆製品類を充足させるようにすると、エネルギーも脂質も下がるので一石二鳥です。

また、野菜炒めや汁物などの副菜にも、肉を少し入れるとよい味が出てくれて、結果的に残食が減ります。肉類のなかでもベーコンなどの加工品は、少量でも味と香りが付きやすいので、鶏肉や豚肉の代わりに使い、肉類の使用量を抑えるというテクニックもあります。

鶏肉なら子どもはもも肉が好きで、むね肉が苦手です。栄養価だけで考えたらむね肉のほうが脂質が少なくタンパク質が多くて助かるのですが、パサつきやすいのがネックです。栄養価だけを考えて、軽い気持ちでむね肉を選ぶと、給食の当日に「うわ、硬い！」「飲み込めない」と、教室が大騒ぎになってしまう……などということもあるので、調理法をよくよく考えて使うようにしています。

混ぜ込みづらい栄養素は「鉄」「亜鉛」

ここまで、「標準食品構成表」の食品群について、基準を満たす工夫をご紹介してきました。食品の摂取量が基準に達したら、次は栄養素の基準値を満たす必要があります。この時、栄養士が頭を悩ませる栄養素は「鉄」と「亜鉛」です。

鉄分の摂取は非常に難しく、全国の栄養士にとって悩みの種です。栄養士の研修会でも、「学校給食で鉄分を効率よく摂取する方法」がよくテーマになります。

レバーを使えば手っ取り早いのですが、子どもたちはレバーに苦手意識があるため、大量の残食が出る危険性もあります。もちろん美味しく作ればいいのだけれど、レバーに関してはなかなか勇気が必要なのです。

そこで鉄分摂取の必殺技となるのが、アサリの水煮です。みそ汁や中華スープに入れてもいいし、イカやエビと一緒にシーフードスパゲッティやシーフードカレーにしたものも人気です。こうすれば鉄分の摂取量を一気に0・5ミリグラム近く上げられるので重宝しています。

問題は、近年値上げが続いている点です。予算によってアサリの水煮が使えない場合は、大豆、ほうれん草、小魚などから鉄分を摂れるように常に意識しています。

一方の亜鉛は卵、アーモンド、ピーナッツから摂取できます。しかし、これらは食物アレルギー物質でもあるため、頻度を高めるとリスクが増えてしまう懸念があり、使用をためらう栄養士もいます。卵、アーモンド、ピーナッツを使わないとなると、亜鉛は摂取するのが難しい栄養素になってしまいます。

亜鉛は高野豆腐にも含まれているので、スープに入れるなどの方法で摂取量を上げています。

「残されない給食」を実現する7つのテクニック

給食は栄養バランスのよい食事の代名詞です。しかし、栄養価を満たすだけなら、極端な話「ごはん山盛りとサプリメント」でも基準は満たせてしまいます。それではもちろん給食としては望ましくありません。

栄養価を満たすことは当然として、各食品群の摂取量が充足されていること、そして何より美味しいこと。この3大条件をクリアしていることが「よい給食」だと私は考えています。

豆類の項で、子どもたちに不評な豆を、わからないようにして食べてもらうというテクニックについて述べました。ただ、これでは単に決められた栄養素を摂取させただけ、とも言えます。ペースト状のものが食べられたから、あなたはもう豆が嫌いじゃないね、ということにはなりませんよね。

足りていないものをただ入れるのではなく、子どもたちが美味しく、楽しく給食を食べられるように、献立を作らなければいけません。そこで栄養士は「残されない給食」のために、あらゆるテクニックを駆使しています。そうしたテクニックの一端をご紹介しましょう。

その1：人気メニューの力を借りる

子どもたちが苦手な食材の代表格は野菜と豆と魚で、「見た目」「におい」「味」など苦手な理由は千差万別です。彩りをよくしたり、臭みを消したり、好きな食材と混ぜたり、味付けを工夫したりして、美味しく笑顔で食べてもらいたいところです。

定番の手法が「人気メニューの力を借りること」です。大豆やひよこ豆などの豆類は、カレーライスやハヤシライスに入れてしまいます。「カレー味なら食べられた！」と好評です。お豆に衣付けをして、カリカリのフライに変身させたものも、子どもたちに大人気です。

五目豆を出すにしても、ただ豆を煮るのではなく、鶏肉を入れて旨味を足したり、油揚げを入れてジューシーな味わいを足したりします。彩りでほうれん草を入れるのもいい方法です。

ほかには、ナッツとごまは人気食材ですが、野菜を中心としたサラダや和え物は苦手メニューです。そこでこの2つを合わせます。野菜にナッツの食感やごまの風味が入ることで、食べやすさはぐっと上がります。

「シチューにれんこんやごぼうを入れる」「卵スープに緑黄色野菜を入れる」など、美味しく食べられる組み合わせはまだまだあります。また麻婆豆腐、みそラーメン、ハンバーグは人気なので、子どもたちが残しがちな食材や、栄養士が頭を悩ませている食材を混ぜることが多いです。

その2：魚料理はお寿司を見習え

魚が苦手な子どもは多いのですが、「お寿司は好き？」と聞くと、全員が「大好き！」と答えます。お寿司のよいところを考えてみると「骨がない」「臭くない」「見た目がきれい」という3点でしょう。つまり焼き魚や煮魚でもそれを目指せば、食べやすくできることになります。

そのためには切り身の状態で骨の少ない魚を選ぶのがポイントです。1学期に「骨なし魚」を中心に出していき、魚への抵抗感がなくなってきた2学期に、サンマなどの青魚を出すようにしています。

また魚の臭みは下味でしっかりと消すようにします。しょうがのすりおろし、お酒、塩こうじ、みそなどを使って下味を付けると臭みを減らせるので、この段階を丁寧に行なうことが大切です。

その3：子どもの口の大きさを理解する

煮込み料理の野菜は大きめに切る、炒め物は火を通してもシャキシャキ感の残る大きさに切るなど、調理法ごとに食材の適正な大きさがあるものです。

しかし、残されない給食ということに関して言えば、小さく切るのがベターです。

理由は2つあります。まず、小さく切れば口に入れやすくて食べやすいためです。好物なら話は別ですが、苦手な食べ物なら食べる時にストレスをかけないことが大切です。

家庭での料理やお店のサラダは、野菜を大きく切りすぎているように見受けられます。子どもたちの口は大人よりも小さいです。そして、箸やフォークの扱いに長《た》けているわけではありません。レタスやキャベツが大きいとそれだけで食べにくさを感じさせます。

もうひとつの理由は、小さく切ることで、複数の食材を同時に口に入れられるからです。

たとえばレタス、キュウリ、人参、トマトが入っているサラダなら、キュウリ単体で食べた時はキュウリの旨味成分しか味わえません。

料理とは、それぞれの食材が持つ旨味を足していき、それがひとつに融合された時に、相乗効果でより美味しく感じられるものです。レタスのシャキシャキ感、人参の甘み、トマトのジューシーさ、それにドレッシングの旨味が口のなかで合わさると、美味しいと感じるポイントをいくつも得ることができます。

そうなると、具材全部がフォークに載るくらいのサイズにする必要があります。ですから切り方を工夫して、せん切りやスライスにします。そこからさらに半分の長さにカットしたものが、ちょうどいいサイズです。

カレーライスや肉じゃがにしても、苦手な人参だけを口に入れて食べるよりは、人参、玉ねぎ、じゃがいも、豚肉が調味料に絡まったものを一緒に食べることで「美味しい」と感じられるものです。子どもの口の大きさを理解して切ることが重要です。

その4：人参やパプリカを多用して鮮やかに

「料理は見た目から」というように、見た目は料理をより美味しく感じさせる重要な要素です。暖色系の色を料理に入れていくと、ぐっと見栄えがよくなります。

とくに便利なのが、人参のオレンジと、パプリカの黄色と赤です。そんなに量を入れなくても、少し入っているくらいでこれらの色は目立ちます。少しであれば味の邪魔にもなりづらいです。

みそ汁に人参を入れ、真っ白なシチューにも人参やパプリカを投入、サラダや煮びたしにも多用していきます。パプリカは中華料理にも合います。色合いを鮮やかにする暖色系の食材は、安価で手に入りやすいものを選んでどんどん取り入れたいところです。

その5：野菜を残さず食べてもらうドレッシングの工夫

ドレッシングに少しこだわるだけで、野菜がぐんと美味しくなります。給食のドレッシングは、給食室のある学校ではおそらくどこでも手作りしていると思います。手作りのほうが圧倒的に安いのと、塩分の調整もしやすいからです。

しかし、市販品並みに塩気を足したい、甘くしたいと思っても、カロリー制限や塩分制限でそれができません。そこで活躍するのが、玉ねぎとりんごのすりおろしです。

ご家庭で作る場合は、市販の青じそドレッシングやごまドレッシングを用意し、使うぶんだけフライパンに入れます。そしてフライパンの上で玉ねぎとりんごをすりおろします。10往復程度、シャッシャッシャッとおろしてください。あとは強火でひと煮立ちさせれば完成です。玉ねぎとりんごの甘みが、ドレッシングを何倍にも美味しくしてくれます。

和風の煮びたしや和え物を食べやすくするのはもっと簡単です。粉かつおを混ぜるだけ。あとはいつものように醤油と砂糖と酒で和えます。それだけで美味しい小鉢が完成します。粉かつおはスーパーマーケットのお好み焼きコーナーなどに置いてあります。かつおぶしを粉状にしたもので、低カロリーながらも野菜を美味しくしてくれる優れものです。

その6：デザートは人気のなさそうな献立の日に入れる

デザートは給食の最後に食べられることになっています。ご褒美的な扱いです。その力を利用して、子どもたちが苦手な献立の日にデザートを設定します。

たとえば「ごはん、焼き魚、ひじきの含め煮、すまし汁」。健康的でよさそうですが、悲しいかな子ども心にはときめきません。こんな日に、ゼリーやりんごのカットを追加することで、給食の喜びが増すのです。

子どもたちが給食を毎日楽しみにしてくれることは私たち栄養士にとっての理想ですし、

大切なことですが、好きなものばかりを毎日出してあげることはできません。子どもたちがしょんぼりしがちな献立の日に、デザートがあるだけで、その日の給食の満足度を高めることができるので、重宝するテクニックです。

その7：まぜごはんパワーを使う

「白いごはんが食べられない」「白いごはんが苦手」……。

嘘みたいな話ですが、意外と残食が出るのがお米です。味の濃いものに慣れてしまっているのか、パンや麺類を好んでいるからなのか、白いごはんを好きになれない理由がどこかにあるようです。ごはんの摂取量が上がらないことに悩む栄養士は珍しくありません。

お米は炭水化物として勉強や運動にも必ず必要な栄養素なので、規定の量は食べてもらいたいのです。そのためには、味のバランスを整えるということをします。

唐揚げやコロッケなど、揚げ物の時は主菜の味が強いので、組み合わせる主食は白ごはんがよいです。お米の甘みを感じることができます。

逆に味が薄めの焼き魚がおかずの時には、お米は進みにくいもの。そんな日は、私の献立ではまぜごはんをよく提供しています。野菜やひき肉を混ぜて、和風の五目まぜごはんにしたり、洋風でピラフにしたり、中華でチャーハンにしたりとレパートリーも豊富です。チャーハンは街なかのお店の場合は長ねぎくらいしか野菜が入っていませんが、給食では人参、玉ねぎ、長ねぎ、細ねぎ、小松菜、とうもろこし、枝豆などを入れています。緑黄色野菜をどんどん入れてそれぞれの摂取量を上げていきます。

和風まぜごはんの場合、ごはんにもち米を少し混ぜておこわ風にするとさらに食欲が上がります。これはもち米に含まれているアミロペクチンが甘みを感じさせるからです。

苦手な子が多いきのこ類も、まぜごはんに入れることでよく食べてもらえるようになります。しめじ、えのき、しいたけ、まいたけなどのきのこ類から、ほうれん草やチンゲン菜などの葉物野菜まで入れて、具沢山にします。

ベースのレシピに、献立作成ソフトが示す足りない栄養素、足りない食品群を足していけばよいのです。足りないものを寄せ集めてサラダを作るより、まぜごはんの具としてどんどん入れる。このほうが残食を遠ざけられます。これは食材とごはんの相性のよさがあってこそですね。

ほかにも「混ぜるだけの簡単シリーズ」として、定番のわかめごはん、ゆかりごはんも子どもたちに人気です。塩分の使用量は上がってしまいますが、そこは献立の組み合わせで調整します。

給食は完食してこそ、計算通りの栄養を摂取できたことになります。残したぶんの栄養は当然摂れていませんん。栄養価の整った献立作成をしているからと言って、それは自慢にはならないのです。「残されない給食」のために何をすべきかを常に考えて、栄養士は四苦八苦しています。

しかし、栄養士が頭を悩ませたテクニックより、「美味しい！」と食べている友だちが横にいると、なんだか美味しく感じられてくるものです。それに、担任の先生が給食を美味しそうに食べているクラスは残食量が少ないのが、私の経験上では明らかです。

互いに美味しいねと声をかけて、美味しそうに食べる。友だちや先生のそんな姿を見るだけで子どもは食欲が増して、苦手なものでも食べてみようかな、という気になるのです。それは給食が秘めている偉大な力です。

コラム　人気ラーメン店レベルの「給食のラーメン」誕生秘話

給食の献立作成には本書でここまでご紹介してきたような、数えきれないほどのルールがありますが、逆にそれを守った上でならある意味〝自由〟、どんな献立に挑戦してもよいのです。最高のラーメン作りにチャレンジした、私の事例をお話しします。

学校の栄養士になって4年目の頃、勤めていた学校は池袋の近くにありました。池袋といえばラーメン激戦区。仕事帰りにラーメン店に立ち寄って、さまざまなお店の味を楽しんでいました。

そんな時、頭に浮かぶのは給食のラーメンです。子どもたちは美味しいと言ってくれますが、やはりお店と比べるとその差は歴然です。カロリー制限のため背脂はもちろんNG。チャーシューは予算の関係で1枚も入れられません。また、生のねぎのトッピングも不可能。給食で出す野菜は薬味であってもすべて加熱することがルールだからです。

しかし、「なんとかしてもっと美味しい給食ラーメンを作りたい！」という思いに駆られた私は、レシピを見直すことにしました。「ライバルは人気ラーメン店」とねらいを定め、池袋の人気ラーメン店よりも美味しいラーメンを作るという目標を掲げました。「さすがに無理だよ」と同僚たちから言われましたが、給食の限界に挑戦したかったのです。

それからというもの、仕事帰りにラーメン店に並び、ひたすら食べ続ける日々を送り、わかったのは「とにもかくにもスープが味の決め手」ということでした。しかし、スープ（出汁）はお店の命です。美味しさの秘訣など簡単に教えてもらえるはずもありません。

どうしたものかと悩んでいたある日、ラーメン店の裏手に積まれた段ボール箱に目が止まりました。そこには出汁の専門業者の電話番号が書かれていたのでした。ドキドキしながら電話をかけましたが、契約は難しいと断られてしまいます。有名ラーメン店ではブランド昆布を使用しています。給食の予算では到底手が届かないと教えられたのです。

しかし諦めきれず、「銘柄にこだわってはいないので、ほかにおすすめはありませんか？」と粘ると、業者の方は「う～ん」としばらく考えてから、こんなことを教えてくれました。いわゆる高級昆布とは、羅臼昆布、日高昆布、真昆布などのことを言い、決まった海域で採れる昆布だけがブランドを名乗れるそうです。ただ、その海域のすぐ近くで採れる、ぎりぎりブランドを名乗れない昆布があるというのです。値段は一気に下がりますが、正直質も味も変わりません。考えるまでもなく購入を即決しました。

次に力を入れたのが味の決め手となる「塩」。私が目を付けたのは、東京都青ヶ島で作られている天然塩「ひんぎゃの塩」です。「ひんぎゃ」（火の際＝火山の地熱蒸気）を利用した、世界唯一の製法で作られています。

古くからの製法にこだわった特別な塩ですから高価です。でも使用量自体は多くありません。給食は1食あたりたったの2グラムという塩分制限があるため、多く使えないからです。ちなみに一般的な醤油ラーメンに含まれる塩分量は4～5グラムほどです。

少量しか使えないから予算は大丈夫。旨味を引き出してくれるぶん、ほかの調味料の使用を控えられます。ひと振りで素材の旨味を引き出してくれる、いわば「ずるい調味料」です。

こうして超一流の昆布出汁と天然塩で丁寧に作り上げたラーメンは、子どもたちも教職員も唸るほどの美味しさで大人気となりました。今はレパートリーも増え、醤油、淡麗塩、みそ、とんこつ、揚げ玉ねぎを加えた八王子ラーメン、あんかけ旨煮ラーメンなども提供しています。

「子どもたちのためにこれを作りたい」そんな思いさえあれば、献立の常識は破れるのだと身をもって実感した出来事でした。

おわりに

「たかが給食のために、なぜそこまで頑張るのですか？」

そう尋ねられることがよくあります。私がなぜ〝給食バカ〟と言われるほど給食のクオリティを上げることにこだわっているのか。それは、未来を担う子どもたちの食べるものだからこそ、最高のものを目指さなければならないと考えているからです。

私自身も学校給食に助けられたひとりでした。小学校に入学したての頃は体が弱く、野菜も魚も苦手で給食が苦痛だった私に、給食の先生（学校栄養士）はこう声をかけてくれました。

「ひと口でいいから食べてみて。給食には松丸君のためになるものしか入っていない。頑張って食べたらいいことが起きるよ」

その言葉に励まされて、給食をひと口、２口と食べられるようになりました。するとどうでしょう。不思議なことに、苦手だった縄跳びや、鉄棒の逆上がりまでできるようになったのです！　もちろんそれは成長期だったからだと今ならわかります。しかし当時の私は「給食をちゃんと食べたおかげだ」と思い込んで、給食の時間を待ち望むようになりました。

気が付くと風邪をひかなくなり、背が伸びて、体が大きくなりました。給食のおかわりジャンケンの常連になり、休み時間には給食の先生から給食のレシピを教わることもありました。

そんな私が「給食の先生」を志したのは高校3年生の進路選びの時です。「自分が一番好きなものを仕事にすると楽しいかもよ」と担任の先生に言われ、すっと頭に浮かんだのは自分の成長を助けてくれた給食のことでした。こうして学校栄養士になる道を選んだというわけです。

本書では給食マニアの私が、さまざまな角度から給食の姿をここまでお伝えしてきました。

読者の皆様にとっては、自分が児童生徒だった頃からの進化に驚いた、という部分もあれば、コロナ禍で黙食や前向き給食を強いられる今の子どもたちの姿に胸を痛めた部分もあったかもしれません。思わず人に教えたくなるような興味深いトピックスを詰め込んだつもりですので、ぜひ本書を話のきっかけとしてみてください。年齢差も出身地も関係なく、誰とでも話が盛り上がることができるのが、給食のすごいところです。

本書が奥深い給食の世界へと皆様の関心をさらに広げる糸口となれば、著者として望外の幸せです。

松丸　奨

著者略歴

松丸《まつまる》 奨《すすむ》

管理栄養士。栄養教諭。一九八三年千葉県生まれ。東京都文京区の小学校で学校栄養士として勤務。二〇一三年、実際に提供されている給食の献立を競う「全国学校給食甲子園」（第八回）で、男性栄養士として初の優勝を果たす。フジテレビ系ドラマ『Chef～三ツ星の給食～』（二〇一六年）で給食の監修・調理指導を担当。台湾、フィリピンなど海外でも食育指導を行なう。メディア出演多数。『給食が教えてくれたこと　「最高の献立」を作る、ぼくは学校栄養士』（くもん出版）など著書多数。

幻冬舎新書 713

給食の謎
日本人の食生活の礎を探る

二〇二三年十一月三十日　第一刷発行

著者　松丸奨
発行人　見城徹
編集人　小木田順子
編集者　前田香織
発行所　株式会社　幻冬舎
〒一五一―〇〇五一　東京都渋谷区千駄ヶ谷四―九―七
電話　〇三―五四一一―六二一一（編集）
〇三―五四一一―六二二二（営業）
公式HP　https://www.gentosha.co.jp/
ブックデザイン　鈴木成一デザイン室
印刷・製本所　株式会社　光邦

Printed in Japan　ISBN978-4-344-98715-9 C0295
ま-15-1

＊この本に関するご意見・ご感想は、左記アンケートフォームからお寄せください。
https://www.gentosha.co.jp/e/

幻冬舎新書

中東久雄

おいしいとはどういうことか

理想の食事は、舌より、まず体が喜ぶ。しかし、おいしいだけでなくこの「体が喜ぶ料理」を作るのが案外難しい——。京都の人気日本料理店「草喰なかひがし」店主の〝食〟にまつわる究極の哲学。

本多京子

塩分が日本人を滅ぼす

介護要らずの、幸せな長生きのためには「健康寿命」を延ばすこと。それには塩分を控えることが最重要。だが、味の濃い加工食品や調理済みの既製品を好む現代日本人は、「見えない塩」に侵されている！　意外に知らない、日本の食卓の危機。

香川靖雄

食べる量が少ないのに太るのはなぜか

「時計遺伝子」の発見により、朝食を食べない人は食べている人に比べて5倍太りやすいことが明らかに。朝食で効果的に痩せる画期的なダイエット手法を、女子栄養大学の副学長が伝授。

渡辺雄二

体を壊す10大食品添加物

本書では消費者の体を確実に蝕んでいる、最も危険な10の食品添加物を紹介。普段口にする食品には体に悪い物質がこんなにも使われていた。食を見直すきっかけになる、現代人必読の書。

幻冬舎新書

幻冬舎新書

江田証

腸内細菌の逆襲

お腹のガスが健康寿命を決める

増えすぎた腸内細菌は、下痢や便秘を伴う小腸内細菌増殖症＝ＳＩＢＯの原因となる。慢性疲労、集中力低下、がんなど多くの症状や病気を招くＳＩＢＯを予防・改善する食事や生活習慣を解説。

田中修　丹治邦和

植物はなぜ毒があるのか

草・木・花のしたたかな生存戦略

トリカブトのようなものだけではなく、実は多くの植物が毒を持つ。それは植物の生存戦略だった。なぜ、そのような物質をつくるのか。様々な毒と特徴、有毒植物と人間の関わりを楽しく解説。

篠藤ゆり

ルポ　シニア婚活

還暦を過ぎて子どもがほしくなり31歳スリランカ人と成婚した61歳男性。ピースボートで72歳男性に求婚された80歳女性。インタビューで見えてきたシニア婚活の実態と成婚への道筋を紹介する。

東京慈恵会医科大学附属病院栄養部

濱裕宣　赤石定典

はじめての減塩

一般的な日本の会社員が一日に摂取するであろう15グラム超の塩分を、どうすれば7〜8グラムに抑えられるか。外食での注意点と、家庭での献立の考え方から味つけまで知恵と工夫が満載の一冊。